Auf der Suche nach der Himmelsleiter

Marie Burgdorf

Marie Burgdorf

Auf der Suche nach der Himmelsleiter

Autobiografie einer verwaisten Mutter

DeBehr

Herausgeber: Verlag DeBehr, Radeberg
Erstauflage: 2020
ISBN: 9783957537669

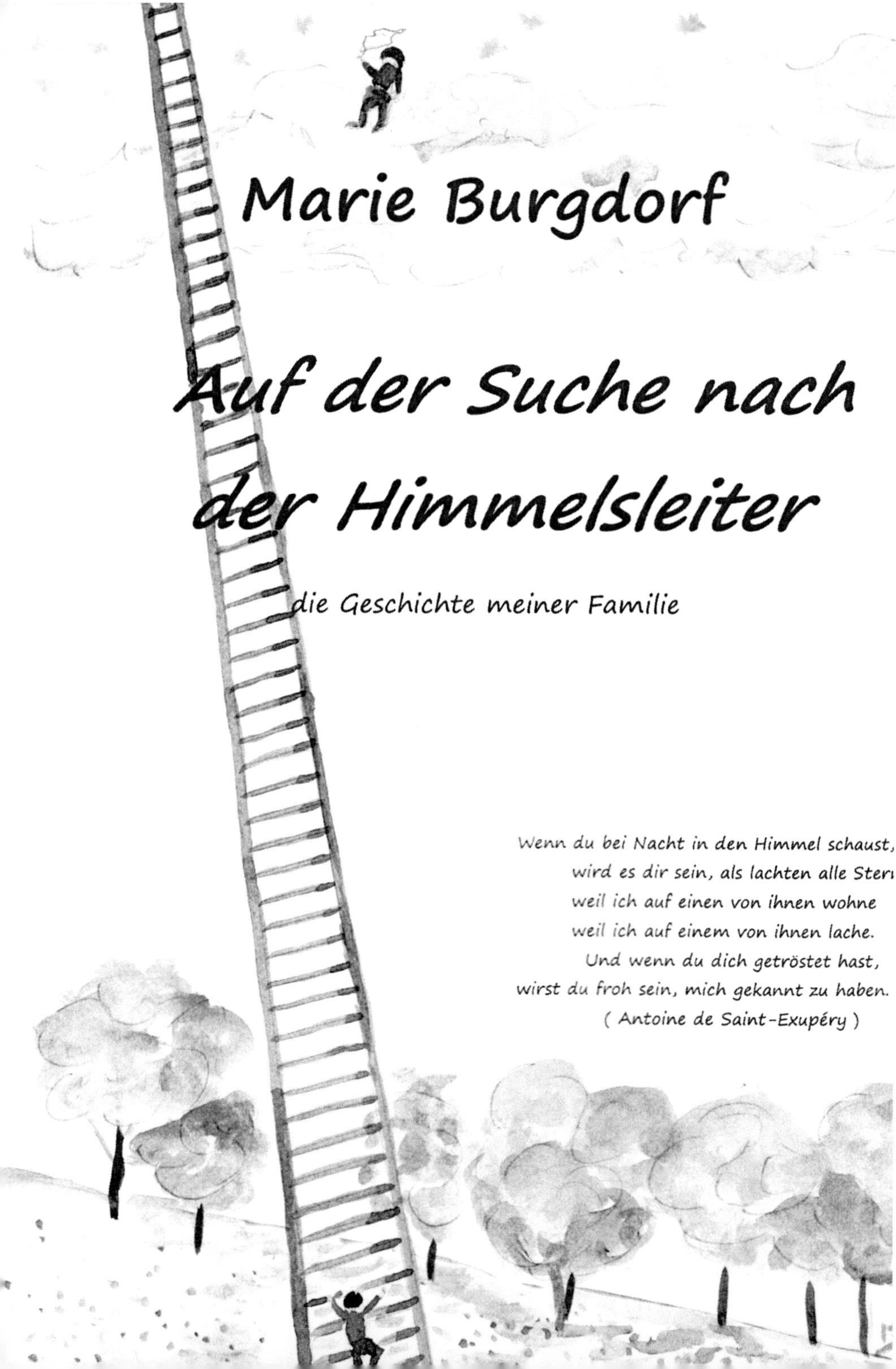

Marie Burgdorf

Auf der Suche nach der Himmelsleiter

die Geschichte meiner Familie

Wenn du bei Nacht in den Himmel schaust,
wird es dir sein, als lachten alle Ster
weil ich auf einen von ihnen wohne
weil ich auf einem von ihnen lache.
Und wenn du dich getröstet hast,
wirst du froh sein, mich gekannt zu haben.
(Antoine de Saint-Exupéry)

Vorwort

Ich schreibe diese Geschichte, die das Leben unserer Familie durch den Tod meiner Söhne innerhalb von 5 Jahren vollkommen aus dem Lot gerissen hat. Seit über 20 Jahren liegt das handgeschriebene Manuskript in der Schublade. Der Plan, ein Buch zu schreiben, um mit dem Schicksal ins Reine zu kommen, hat sehr lange gebraucht. Für mich war es ein wichtiger Schritt, damit anzufangen, um die Geschehnisse zu verarbeiten.

Es bedeutet, einen Schlussstrich meiner Trauer und der damit verbundenen Wut zu ziehen, dazu war ich bisher noch nicht bereit. Mir fehlte der Mut dazu, denn ich hatte das Gefühl, meine Söhne zu verraten, wenn ich alles in einem Buch veröffentlichen möchte. Das soll aber nicht heißen, dass ich meine Söhne je vergessen werde. Das auf gar keinen Fall. Es soll mir helfen, mein Leben zu reflektieren und ungezwungen und frei über alles reden zu können und mein Schicksal anzunehmen.

Diese Geschichte fängt mit meiner Kindheit an und das spannende Leben, das wirklich nicht immer einfach war, aber mich über all die Jahre prägte.

Die Aquarelle sind im Laufe meiner aktiven Zeit als Malerin in meinem Atelier entstanden.

Inhalt

1 Marie - meine Kindheit

Ich bin aufgewachsen in der Zeit des Wirtschaftswunders. Wir waren 5 Geschwister und lebten in einem alten Fachwerkhäuschen ohne Toilette im Haus und ich glaube, es fehlte auch an fließendem Wasser. Es hatte uns nichts ausgemacht, denn wir kannten es nicht anders. Wir hatten eine schöne Kindheit auf dem Land. Hinter unserem Haus befand sich eine große Sandkuhle, in der wir mit den Freunden aus der Nachbarschaft viel gespielt haben. Ein Fluss war ganz in der Nähe unseres Hauses. Abenteuer pur. Wir waren jeden Tag draußen.

Unser Spielplatz war die Natur und als Spielsachen benutzten wir bunte Scherben aus Porzellan, die wir dann mit den Freunden tauschen konnten. Den Grünspan vom Gartenzaun kratzen wir ab, um damit Kochen zu spielen. Sogar das Rote aus den Ziegeln an den Häusern haben wir für diesen Zweck mit einem Löffel ausgekratzt. Freunde hatten wir jede Menge.
Wir sammelten Lackbilder zum Tauschen. Wer von uns welche mit Glitzer hatte, war besonders beliebt bei den Freunden, denn solche wollten wir alle am liebsten haben.

Ich wollte so gerne Akkordeon-Musik machen und dieses bei dem Freund meines Vaters erlernen. Leider blieb es mir verwehrt. Angeblich war kein Geld dafür da. Schade. Als Grund wurde mir aber gesagt: Ich könne ja sowieso nicht singen. Ich war sehr traurig darüber und habe den Wunsch zu musizieren nie aufgegeben.
Wir sind sehr streng erzogen worden und mussten immer gehorchen, wenn etwas aufgetragen wurde. Ich war die Älteste der Mädchen. Mein Bruder war der Erstgeborene. Oft hatte ich die Verantwortung und musste viel auf die kleinen Geschwister aufpassen.

Ich werde nie vergessen, als Mutter mit dem Rad zum Einkaufen gefahren war und sie auf dem Herd einen Waschkessel mit Wäsche stehen hatte. Ich stand davor, als die Wäsche überkochte, und konnte mit meinen vielleicht 6 Jahren nichts ausrichten, als immer nur zu schreien. „Kocht über … kocht über!“, aber niemand hörte es, sodass die kochende Seifenlauge direkt auf den heißen Herd lief. Es ist Gott sei Dank nichts Schlimmeres passiert, aber es hätte auch anders kommen können.

Ich erinnere mich noch sehr gut, dass ich immer mit einer großen Doppelscheibe Brot mit Zucker ober Sirup zum Spielen gegangen bin. Ich hatte immer großen Hunger. Meine Mutter sagte oft: „Es ist so schwierig, dich satt zu bekommen.“ Leider hat sich das über die Jahre auf den Hüften bemerkbar gemacht. Auch die Essensreste meiner Geschwister habe ich mit Vorliebe vertilgt. Wenn die Mutter zum Einkaufen ging, brachte sie uns Geschwistern immer ein Sahnebonbon mit. In so einer Stange waren 5 Bonbons. Also nicht zu viel Süßes. Von der Nachbarin bekamen wir immer wieder Rosinen, die wir dann mit Genuss verspeisten. Das war so ziemlich die einzige Nascherei, die wir als Kinder bekamen. Meine Mutter backte mit großer Leidenschaft Kuchen und Torten. Davon war bei uns im Haus immer genügend vorhanden. Das lag aber auch daran, dass unser Vater schon zum Frühstück Kuchen aß. Seine Tagesration Brot nahm er mit zur Arbeit. Abends gab es warmes Essen für ihn.
Das war auch für uns Kinder immer schön, denn oft bekamen wir die Reste zu essen, die wir mit Genuss verspeisten.
Manchmal, wenn eine größere Feier anstand, ist Mutter mit uns in die Bäckerei gegangen, und hat dort auf großen Blechen den Kuchen backen lassen. Das war immer sehr schön und duftete damals noch besser als heute, wenn man an einer Backstube vorbeikommt.
Bei den Mahlzeiten wurde nicht geredet. Wenn mal jemand von

uns Kindern Blödsinn am Tisch machte, oder wir zu laut waren, flog der Löffel über den Tisch. Der sollte als Wurfgeschoss eine Mahnung für uns sein. Da kannte der Vater kein Pardon. Wir mussten auch grundsätzlich alles aufessen, was auf dem Teller war. Reste übrig zu lassen oder etwas nicht zu mögen, das kam gar nicht infrage. Damals galt noch die Devise, je runder ein Kind, desto gesünder das Kind. Für viele hatte es aber fatale gesundheitliche Folgen, wie das Übergewicht bei mir.

Eines Tages sollten mein Bruder und ich – wir waren vielleicht 4 oder 5 Jahre alt – für eine Mark Zigaretten für unseren Vater kaufen. Eckstein hieß die Sorte, das vergesse ich nie.
Es hatte frisch geschneit, als wir in den nahegelegenen Konsum gingen, um den Auftrag zu erledigen. Doch durch unsere Spielerei mit dem Geld ging die Mark im Schnee verloren. Als wir es bemerkten, waren wir schon ein Stück weitergegangen. Es blieb uns nichts anderes übrig, als es zu Hause zu beichten.
Dann ist der Vater noch mal mit uns den Weg zurückgegangen. Tatsächlich hat er die Mark im Schnee wiedergefunden. Das hat uns sehr erleichtert und wir konnten den Auftrag zu Ende führen. Damals war das noch üblich, die Kinder für derartige Einkäufe loszuschicken.

In den Wintermonaten gingen wir jedes Jahr zu den überschwemmten und zugefrorenen Wiesen zum Schlittschuhlaufen. Ich konnte es nicht so gut, wollte aber immer mit meinen Freunden und Geschwistern dabei sein.
Doch für mich endete es jedes Mal in einer kleinen Katastrophe, denn ich bin sehr oft gestürzt. Das Ende vom Lied war häufig, dass ich mir einen Arm gebrochen habe. Insgesamt waren es fünf Armbrüche. Immer, wenn ich so einer Verletzung zum Arzt ging, wusste er schon, was mal wieder passiert war.

Mit dem Gipsarm musste ich natürlich auch zur Schule gehen. Keinen Sport mitzumachen, war für mich eine willkommene Abwechslung. Aber dass mir mein Lehrer die Schuhe zubinden durfte, fand ich nicht so lustig. Wir hatten ein neues Schulgebäude bekommen und durften mit unseren Straßenschuhen nicht dort hinein.
Irgendwann bekam ich, wie auch meine Schwester, Gleitschuhe, um besser beim Eislaufen zurechtzukommen.

Als meine Eltern 1960 ein eigenes Haus bauten, sind wir aus der schönen Umgebung in eine neu angelegte Siedlung gezogen.
Das Haus bot einiges an Luxus, den wir vorher gar nicht kannten. Auch hier hatten wir viele Freunde, denn auch unsere ehemaligen Nachbarn hatten dort ein neues Haus gebaut. Mit der Taschenlampe konnten wir uns abends Morsezeichen zusenden. Und wir hörten gemeinsam Musik, denn die Freundin hatte bereits einen eigenen Plattenspieler.

Ein richtiges Badezimmer und eine Gästetoilette gehörten zu unserem neuen Haus. Einen Kachelofen, der das ganze Haus wärmte, war der pure Luxus für alle Familienmitglieder. Dieser Ofen wurde von der Küche aus befeuert und heizte das ganze Haus. Nur, wer immer die Kohlen dafür aus dem Keller holen sollte, wurde unter uns Geschwistern täglich heiß diskutiert. Lust dazu hatte niemand.

Wir wurden von den Eltern sehr streng erzogen. Wir bekamen oft Schläge mit einer Peitsche, wenn irgendjemand von uns mal wieder Blödsinn gemacht hatte. Leider wurden wir dann alle kollektiv bestraft mit der Begründung: Einer allein kann so viel Unsinn nicht gemacht haben. Darunter litten wir alle miteinander und hassten diese Art der strengen Maßregelung.

Vor allem, weil es total ungerecht war, alle zu bestrafen, wenn nur einer etwas Schlimmes angestellt hat. Wenn der Vater von der Arbeit kam, hat die Mutter erzählt, was los war und der Vater hat die Bestrafung übernommen. Meistens ging es um Ungehorsam oder zu spätes nach Hause kommen.

Es war für mich so deprimierend, dass ich mir jedes Mal in die Hose machte, was die ganze Angelegenheit noch verschlimmert hat. Irgendwann hatten wir die Nase so voll davon, dass wir die Peitsche in unserem Ofen verbrannt haben.
Damit war die Möglichkeit, uns mit der Peitsche zu verhauen, erst mal vorbei.

Wenn unsere Eltern mal am Feiern waren, im eigenen Haus, versteht sich, mussten wir Kinder frühzeitig ins Bett und durften uns nicht mehr sehen lassen. Das fanden wir natürlich total doof. Unten im Wohnzimmer wurde ausgiebig gefeiert mit Akkordeonmusik, Tanz und leckerem Essen. Uns hielt dann natürlich nichts mehr im Bett. Wir saßen dicht gedrängt auf der Treppe unseres Hauses und lauschten der schönen Musik mit der tollen Stimmung.

Ob das gleiche Ritual auch bei den Freunden der Eltern so war, vermag ich nicht zu sagen, denn sie feierten ja nicht nur bei uns zu Hause.

Die Eltern feierten sowieso sehr gern und waren Mitglied im Schützenverein unseres Dorfes. Zu diesem Ereignis bekamen wir Mädchen alle das gleiche Kleid, sodass jeder sehen konnte, dass wir zusammengehörten. Der einzige Nachteil für meine Schwestern war, dass die Kleider jahrelang aufgetragen werden mussten.

Das heißt, die jüngste der Schwestern kam nicht so oft in den

Genuss, ein neues Kleid zu bekommen, wie ich, denn ich war als Erstes rausgewachsen aus den schönen Kleidern.
Wir durften Karussell fahren, sooft wir wollten, und bekamen Süßes vom Stand. Auch an die Schießbude hat Vater uns Kinder mitgenommen. In dieser Hinsicht war er sehr großzügig. Glücklich über das schöne Fest mit Musik und Tanz gingen wir freiwillig nach Hause. Abends sind die Eltern noch mal zum Tanzen gegangen.

Das Schützenfest endete für uns Kinder mit einer großen Überraschungstüte voller Süßigkeiten und Waffeln. Mehrmals wurde der Vater Schützenkönig und auch Mutter wurde als Damenbeste geehrt.
Eigene Ambitionen diesbezüglich hatte ich nie.

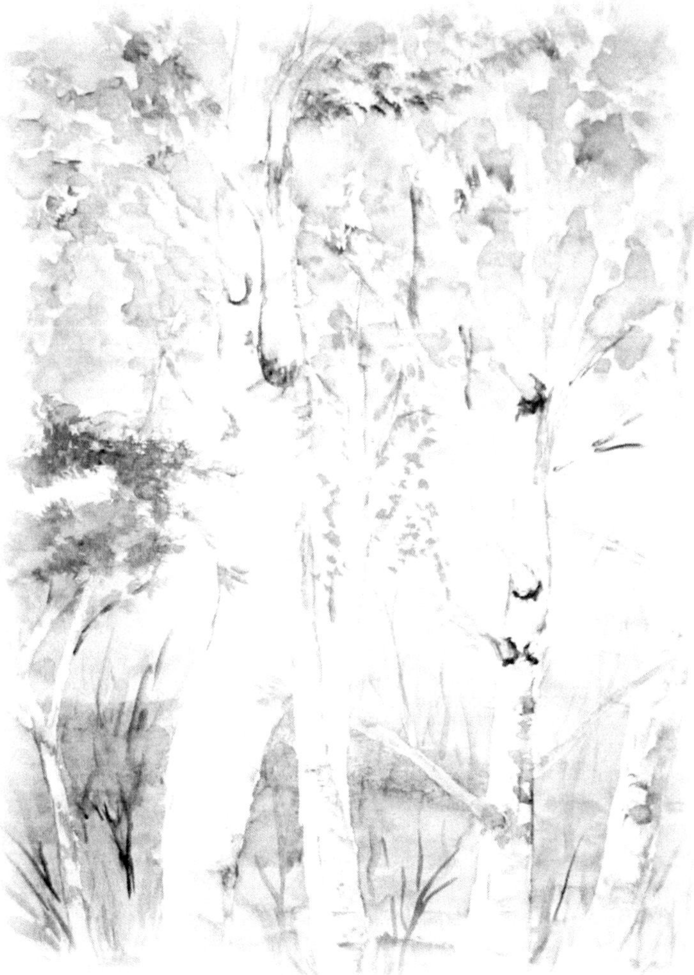

Birken im Frühling

2 Urlaub bei Oma und Opa

Leider konnten wir in unseren Ferien nicht oft verreisen. Die einzige Möglichkeit war, zu Oma und Opa zu fahren. Das haben wir immer sehr gern gemacht, weil dort in der Nachbarschaft auch die Tante mit ihrer Familie wohnte. Mein Bruder und ich durften am meisten dort zu Besuch fahren. Unser Onkel hat uns mit dem VW-Käfer abgeholt. Selbst unsere Fahrräder wurden mit im Käfer transportiert. Die Räder brauchten wir, weil wir in die Blaubeerplantage gefahren sind, um uns etwas Taschengeld zu verdienen. Das haben wir dann auf dem Schützenfest in Celle ausgegeben. Wir Kinder sind mit dem Rad hingefahren, Onkel und Tante mit dem Auto. Dort trafen wir mit unseren Eltern zusammen, sodass wir eine große Gruppe waren, die sich dort das Feuerwerk anschaute.
Eine schöne Abwechselung in den Ferien.

Eines Tages haben Marita, das ist meine gleichaltrige Cousine, und ich beschlossen, ihre Mutter von der Arbeit abzuholen. Der Weg ging an der Hauptstraße entlang bis zum nächsten Ort. Heute weiß ich, dass es ungefähr 4 Kilometer waren, die wir damals gegangen sind. Da es sehr heiß im Sommer war, sind wir beide im Badeanzug an der Straße entlanggelaufen. Dass die Autofahrer am Hupen waren, hat uns nicht gestört. Wir haben das sowieso nicht mit unserer Aufmachung in Verbindung gebracht. Nur meine Tante ist fast in Ohnmacht gefallen, als sie uns in dem Aufzug an der Straße entdeckte. Schnell wurden wir ins Auto verfrachtet und mit nach Hause genommen. Anschließend bekamen wir eine Standpauke zu hören, denn in unserem Alter von vielleicht 13 Jahren kann man so nicht vor die Tür gehen. Höchstens zum Baden im See, was wir ja auch im Sommer taten.

Die Zeit bei den Großeltern war immer sehr lustig. Aber trotzdem kam nach einigen Tagen das Heimweh auf. Der Onkel hat uns mitsamt den Fahrrädern wieder nach Hause gebracht.

Als wir später unsere Eltern und Geschwister wiedergesehen hatten, genügte es uns bereits. Das Heimweh war sofort vergessen. Dann hat der Onkel uns wieder mit in die Ferien zu sich nach Hause genommen. Darüber können wir heute immer noch herzhaft lachen, wenn ich mit meiner Cousine telefoniere.

Unser Opa brachte uns abends Süßigkeiten mit, denn er war in einem Kiosk beschäftigt, der einem Werksgelände angeschlossen war. Wir freuten uns alle, wenn Opa nach Hause kam. Der war immer sehr lustig und hat mit uns Kindern allerlei Schabernack getrieben.

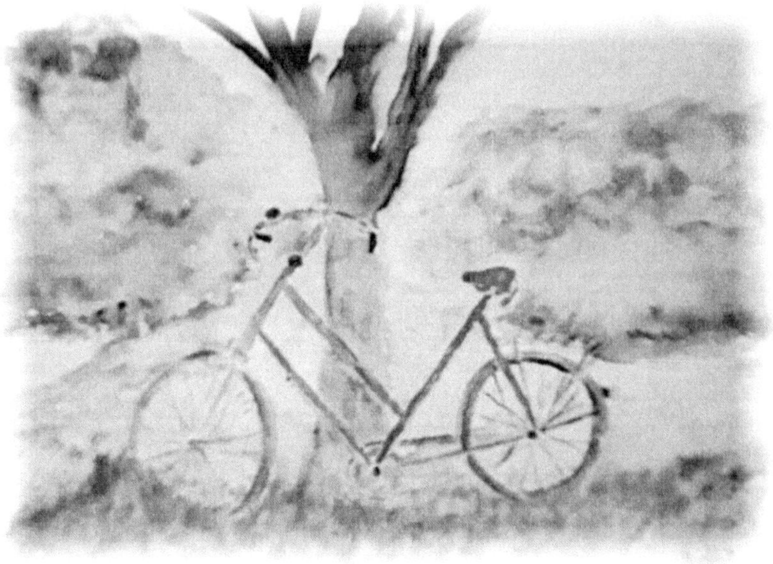

Immer mit dem Rad unterwegs

3 Langsam wird Marie erwachsen

Bei der Tanzstunde lernte ich einen sehr netten jungen Mann kennen, meinen Tanzpartner. Unsere Eltern kannten sich gut. Wir waren ein schönes Paar und konnten gut miteinander tanzen. Als er mich eines Tages zu einer Fete zu sich nach Hause einlud, durfte ich sogar dort hingehen, was eine große Freude für mich war. Er wohnte auf einem Bauernhof einige Kilometer von unserem Dorf entfernt. Für meine Eltern war es auch kein Problem, es zu erlauben, dass ich dort übernachten durfte.

Es wurden mehrere Pärchen eingeladen. Die Party war toll, genau die Musik, die mir gefiel, wurde gespielt.
Irgendwann zu später Stunde wurde allerdings nicht mehr so viel getanzt. Nein, es wurde geknutscht.
Ich kannte mich in dem großen Haus nicht aus. Zum Übernachten wurde ich in ein Gästezimmer gebracht. Mein Freund holte mich am anderen Morgen wieder dort ab.
Es war bereits Mittagszeit und die Familie meines Freundes saß zu Tisch, als wir nach durchfeierter Nacht dort aufschlugen.
Es gab Suppe, Hauptgang mit Fleisch und Nachspeise.
So wie es bei uns zu Hause auch jeden Sonntag der Fall war. Beim Essen kam es dann zu Gesprächen. Als seine Mutter sagte: „Marie, wenn du jetzt öfters zum Essen bleibst, kommst du auch mit ans Kochen ran."
Mir blieb fast der Löffel vor Schreck im Hals stecken. Bei dem Gedanken, mich schon als zukünftige Schwiegertochter zu sehen, wurde mir ganz anders.

Zu Hause musste ich schon jeden Sonntag Klößchen für die Suppe drehen, und mich im Haushalt nützlich machen. War ja auch nicht so schlimm.
Aber nicht bei fremden Leuten auf einem Bauernhof mit Tieren

und wer weiß was noch für Aufgaben … Ich bin dann nie wieder dorthin gefahren!

Nach der Schule begann ich eine Ausbildung zur Verkäuferin in einem großen Kaufhaus in unserer Kreisstadt. Ich musste täglich mit dem Zug fahren. Zu der Zeit war ich auch zum ersten Mal verliebt. Ich lernte den jungen Mann bei unserem Schützenfest kennen. Das Fest wurde von allen ausgiebig gefeiert.

Mein Freund war in einem Musikverein, der jedes Jahr unser Schützenfest bei den Umzügen mit Fanfaren-Musik begleitete. Mein Vater passte auf mich auf, wie auf einen Augapfel. Ich durfte keinen Schritt nach draußen gehen, ohne mich vorher abzumelden. Diese Überwachung war für uns ein Dilemma. Als jung Verliebte nicht einen Augenblick allein sein zu dürfen, war schon sehr hart. Es gab für uns keine Chance auf Zweisamkeit.

Die einzige Möglichkeit war nach der Arbeit. Helmut holte mich nach Feierabend ab und wir hatten eine schöne Zeit zusammen, bis ich mit dem Zug wieder nach Hause fuhr. Eines Tages wollte ich dann über Nacht bei ihm bleiben, was ich dann auch tat. Er hatte bereits eine eigene Wohnung, was ich sehr vorteilhaft fand. Da es noch nicht so viele Telefone gab, konnte ich nicht zu Haus Bescheid sagen. Wir hatten kein Telefon. Mein schlechtes Gewissen stand mir aber auf der Stirn geschrieben.

Bei ihm war es romantisch. Aber es ist nicht das passiert, worum sich die Eltern am meisten Sorgen gemacht hatten. Alles ganz harmlos. Am nächsten Tag bin ich von dort zur Arbeit gefahren und abends wie gewohnt wieder nach Hause. Da ich wusste, dass mein Vater nicht zu Hause war, ging es so einigermaßen mit dem schlechten Gewissen. Morgens war er schon

aus dem Haus zur Arbeit und am nächsten Tag wird er es wohl vergessen haben.
So jedenfalls meine Theorie. Weit gefehlt … Mein Vater ist extra später zur Arbeit gefahren am nächsten Morgen, weil er mich noch erwischen wollte. Und es kam, wie es kommen musste. Es war nicht nur eine Standpauke, die ich mir anhören musste … Nein, ich hab' vor der Arbeit, mit 16 Jahren, noch Schläge einstecken müssen.

Dann durfte ich zur Arbeit fahren. Es war so demütigend für mich. Aber für meinen Vater wahrscheinlich die einzige Möglichkeit der Maßregelung. Danach war das Thema vom Tisch und wurde nicht mehr diskutiert. Ich traf mich noch einige Male mit Helmut. Nach genau 4 Wochen Freundschaft hat er mit mir Schluss gemacht mit der Begründung, immer nur 4 Wochen mit einem Mädchen zusammen zu sein. Es brach mir das Herz und ich würde ihn heute noch schütteln, wenn ich ihm begegnen würde, denn ich war zum ersten Mal richtig verliebt.

Es nützte aber nichts, vorbei ist vorbei. Das Leben ging weiter und damit war der Alltag auch wieder zurückgekehrt. Ich fuhr jeden Tag zu meiner Ausbildung, traf mich in der Mittagspause mit meiner Cousine, die dort wie ich in der Lehre war, und auch mit anderen Kollegen.

Mein Fußweg führte mich täglich vom Bahnhof in die Innenstadt und abends wieder zurück. Morgens beobachtete ich immer einen jungen Mann, der täglich sein Auto mit diversen Kaffeeartikeln packte. Wir begrüßten uns immer nur mit den Worten: „Guten Morgen!“ Eines Tages kamen wir ins Gespräch. Es stellte sich heraus, dass er Vertreter für Nestlé-Kaffee war und tagsüber bei diversen Kunden in der weiteren Umgebung vorstellig werden musste, um seine Produkte zu verkaufen. Irgendwann verabredeten wir uns am Wochenende ins Kino. Daraus wurde die große Liebe.

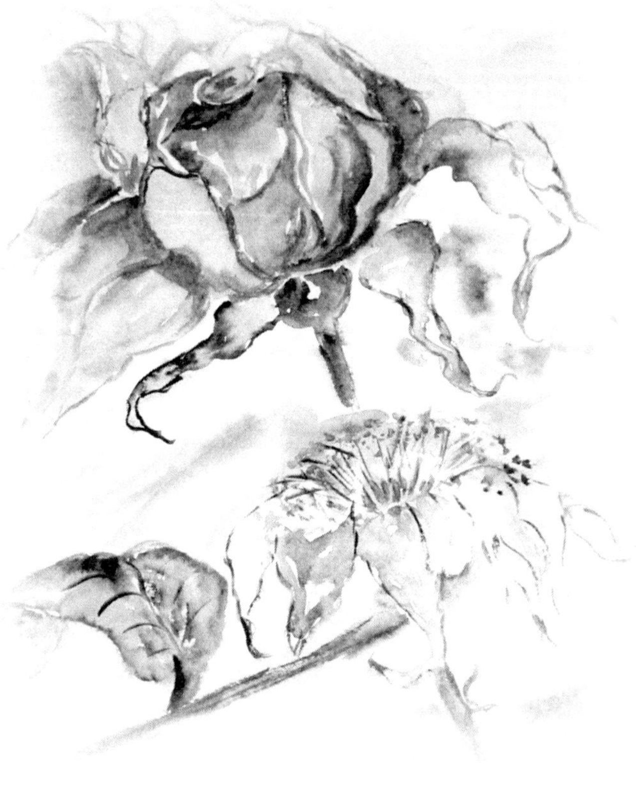

Meine Lieblingsrose

Zwischendurch hatte ich meine Ausbildung beendet und eine andere Arbeitsstelle angenommen. Ich wurde oft von Jochen abgeholt und nach Hause gebracht. Wir haben unsere Freizeit zusammen gestaltet. Den ersten Urlaub meines Lebens haben wir gemeinsam verbracht.

Er hatte einen Freund, der inzwischen mir der Schwester meiner besten Freundin zusammen war.
Zu viert sind wir zum Zelten nach Dänemark gefahren und hatten eine sehr schöne Zeit miteinander.

Irgendwann habe ich gemerkt, dass ich schwanger war. Eigentlich für uns eine Katastrophe. Wie sollte ich das meinen Eltern beibringen? Ich war noch keine 18 Jahre alt. Gemeinsam haben wir es dann zu Hause erzählt. Für meine Eltern kein großes Problem, was mich doch ziemlich gewundert hat. Aber wahrscheinlich war es für die Eltern ein Segen, einen Esser weniger im Haus zu haben. Denn es wurde sofort mit der Planung unserer Hochzeit begonnen. Wir feierten mit der Familie und der Verwandtschaft in meinem Elternhaus. Dazu wurde das Wohnzimmer ausgeräumt, Tische und Stühle für die Hochzeitsgesellschaft von etwa 30 Personen aufgestellt. Die Versorgung mit Essen und Getränken wurde von der Kochfrau und den Freunden der Eltern organisiert.

4 Die erste eigene Wohnung

Mein Vater hatte uns bei der ersten eigenen Wohnung tatkräftig geholfen. Als Zimmermann war es für ihn eine Selbstverständlichkeit. So hatten wir im Elternhaus meines Mannes eine kleine Wohnung. Sie sah aus, wie eine kleine Puppenstube und wir fühlten uns im eigenen Heim sehr wohl. Im Januar kam unser Sohn zur Welt. Christian. Die Oma, die mit im Haus wohnte, war sehr stolz und liebte den Jungen über alles.
Immer, wenn sie von der Arbeit im Finanzamt nach Hause kam, hat sie sich liebevoll mit dem Jungen beschäftigt.
Als Christian 3 Jahre alt war, ist sie mit ihm nach Wyk auf Föhr in den Urlaub gefahren. Auch wir selber sind sehr häufig an die Ostsee gefahren, um in der familieneigenen Ferienwohnung Urlaub zu machen. Die Wintermonate verbrachten wir in Grömitz. Christian lernte sehr schnell schwimmen im ortsansässigen Wellenbad, welches wir häufig besuchten. Erkältungen kannten wir durch das raue Klima nicht. Im Sommer wurde die Wohnung an Feriengäste vermietet.
Der Schwägerin wurde das irgendwann zu viel. Jedes Mal, wenn sie mit ihren Kindern dort hinfuhr, hatte sie erst einmal Arbeit mit Putzen und dem Erneuern von Gegenständen, die während der Sommersaison abhanden oder kaputt gegangen waren. Aus diesem Grund wurde die Wohnung wieder verkauft, sehr zum Leidwesen der meisten Familienmitglieder. Mit tat es auch sehr leid, denn es machte mir nichts aus, bei der Anreise sauber zu machen und die Fenster zu putzen.

Die drei Jahre in Celle, in der eigenen Wohnung zu wohnen, war für mich ein großes Glück. Die Nähe zur Innenstadt und zum Bahnhof war ein Segen, denn ich war oft mit Christian unterwegs oder bin mit dem Zug zu meinen Eltern gefahren.

Ich hatte kurz vor der Geburt von Christian meinen Führerschein gemacht. Zu Hause bei meinen Eltern suchte ich dann den Autoschlüssel von meinem Bruder, um mit seinem Auto einige Runden durchs Dorf zu fahren. Ich hatte kein eigenes Auto und liebte es sehr, mit dem Fahrzeug unterwegs zu sein. Auf die Schimpfe brauchte ich nach seinem Feierabend nicht lange zu warten. Das hat mich aber nicht sonderlich gestört.

Meinem Ehemann war diese Enge und Einflussnahme seiner Mutter irgendwann zu viel. Er strebte nach etwas Größerem außerhalb der unmittelbaren Umgebung seines Elternhauses. Ich fand das sehr schade und wäre gern dort wohnen geblieben, denn in der Zwischenzeit hatten wir Freunde gefunden und Christian ist in den Kindergarten „Schlösschen“ im „Französischen Garten“ gegangen. Ein großer Park, der immer wieder zum Spaziergang einlud.

Wir fanden eine schöne Wohnung im Landkreis Peine, in die wir dann, für mich „schweren Herzens“, gezogen sind. Dort kam auch unsere Tochter Simone zur Welt. Christian ging später auch dort in den Kindergarten.

Wir hatten zu den Nachbarn und den Vermietern einen sehr guten Kontakt. Auch als Kindermädchen hat sich die Vermieterin angeboten, was wir als Eltern auch gern mal in Anspruch genommen haben. Es war für uns die ideale Wohnung und wir fühlten uns recht wohl.

Leider wurde es irgendwann dort für meinen Mann zu eng. Schon wieder umziehen! Ich wollte auch dieses Mal nicht weg. Aber er wollte ein ganzes Haus mit Garten haben. Nach einiger Zeit hatte er etwas gefunden. Im Nachbarort wurde ein Haus zur Miete frei. Es war natürlich sehr reizvoll für uns. Wir mieteten das Haus und sind nach einer Renovierung dort eingezo-

gen.
Jochen hatte als Vertreter gut verdient, sodass es für uns bezahlbar war. Zu dem Zeitpunkt habe ich selber nicht gearbeitet. Ich habe mich um die Kinder und den Haushalt gekümmert. Auch der Garten war schön groß. Es gab jede Menge Möglichkeiten zur Gestaltung für uns als kleine Familie.
Damals war es üblich, dass die Mutter zu Hause blieb, um sich um die Erziehung der Kinder zu kümmern. Das war kein Einzelfall. Für die Kinder war das ideal. So wussten sie immer, dass Mama zu Hause war.

Als wir den Umzug organisierten, kam es zu einer für die heutige Zeit undenkbaren Begebenheit. Wir hatten bereits einige Nächte im neuen Haus geschlafen, als wir spontan noch einmal in die alte Wohnung zurückgefahren sind, um die restlichen Sachen zu holen, die wir noch dort hatten. Die Kinder schliefen fest, als wir losfuhren. Wir packten die Sachen ein und wollten wieder zurückfahren, als wir mit den Nachbarn ins Gespräch kamen. Leider haben wir zu lange gequatscht und dadurch die Zeit vergessen. Als wir dann wieder zu Hause ankamen, bekamen wir einen riesigen Schreck.
Das Haus war hell erleuchtet und in der Haustür stand ein Polizist mit unserem Christian auf dem Arm. Der Junge war aufgewacht und hat das Haus verlassen. Gegenüber, auf der anderen Straßenseite, war eine Gaststätte.

Dorthin ist er gelaufen. Im Schlafanzug und ohne Schuhe. Da wir neu in der Umgebung waren, wussten die Wirtsleute nicht, wo der Junge hingehört. Deshalb haben sie die Polizei angerufen. „Und oben im Zimmer weint noch ein Baby, da haben wir uns aber nicht weiter drum gekümmert“, sagte der nette Beamte.

Wir fielen fast in Ohnmacht nach dieser Begebenheit. Allein

gelassen haben wir unsere Kinder nie wieder. Es hätte ja viel schlimmer ausgehen können. Wir hatten alle großes Glück.
Wir bekamen auch keine Anzeige. Nur eine Belehrung über unser fahrlässiges Verhalten als Eltern zweier Kleinkinder.
Wie gesagt … in der heutigen Zeit undenkbar.

Die Zeit in dem Haus war ziemlich stressig. Mein Mann, immer noch freiberuflicher Vertreter, war sehr oft unterwegs. Ich war mit den Kindern, dem großen Haus und dem Garten durchaus ausgelastet. Wieder selbst arbeiten zu gehen, daran war gar nicht zu denken. Durch diesen Stress, den mein Mann auch immer hatte, ist er des Öfteren, statt nach Hause zu kommen, in einer Kneipe hängengeblieben. Das hatte irgendwann zur Folge, dass er seinen Führerschein verlor. Das war natürlich besonders ärgerlich, weil er ja darauf angewiesen war, um arbeiten zu können. Es musste eine Lösung gefunden werden. Also engagierte er einen Fahrer, der mit ihm die Kunden besuchen konnte.
Doch leider ging das auch nicht sehr lange gut, denn auch sein Fahrer hatte sich dem Alkohol verschrieben. Das Auto stellten sie im Hof der Kneipe ab, damit ich es nicht sehen konnte, denn die Gaststätte war in unmittelbarer Nachbarschaft unseres Hauses.
Dass das auf Dauer nicht gutgehen konnte, haben die beiden Männer nicht einsehen wollen. Irgendwann hat dann auch der Fahrer seinen Führerschein verloren. Die Katastrophe war perfekt. Ich war am Ende mit meinen Nerven. Ich wusste nicht, wie es weitergehen sollte. Aber Jochen hatte schon wieder neue Pläne.

Zu allem Überfluss hegte mein Gatte schon wieder Umzugspläne.
Er wollte ein eigenes Haus kaufen. Dieses, was wir bewohnten, stand nicht zum Verkauf.

Und wie wir das bei der momentanen Situation bezahlen könnten, hat ihn auch von seinem Vorhaben nicht abgehalten.
Die Aussicht auf ein schöneres und eigenes Haus hat mich natürlich auch sehr gereizt.

In der Zwischenzeit bin ich dann selber als Fahrerin eingesprungen, damit der Verdienst nicht zu stark einbrach. Wir konnten von Glück reden, dass er recht gut verdient hatte mit seiner Arbeit als Vertreter. Zu der Zeit konnte ein Familienvater von seinem Gehalt 2 Autos und den jährlichen Urlaub gut finanzieren.

Also kauften wir in einem ganz kleinen Dorf im selben Landkreis ein Einfamilienhaus. Als Betreuung für meine Kinder habe ich meine Schwester geholt. Sie hatte zu der Zeit ein eigenes kleines Kind zu betreuen, sodass sie auch zu Hause war und dadurch die Zeit für uns hatte. Leider hat sich das mit dem Alkohol nicht großartig geändert. Mein Mann fand in dem kleinen Dorf immer jemand, der mit ihm in die Gaststätte ging. Es war ein ziemlich hartes Leben für mich. Die Kinder haben das Gott sei Dank nicht alles so mitbekommen.
Sie spielten und waren sehr gut im Dorf integriert. Wir bildeten mit den anderen Müttern Fahrgemeinschaften, um die Kinder in den Kindergarten zu bringen und wieder abzuholen. Die Schulkinder sind mit dem Schulbus in die Schule gefahren.

Trotz der Widrigkeiten sind wir des Öfteren auch in den Urlaub gefahren. Italien war unser beliebtes Urlaubsziel.
Unser Ziel war Zelten am Gardasee.
Und immer wieder die Adriaküste.
Das war auch oft das Ziel der Familie. Wir trafen uns mit der Oma, Onkel, Tante und den Kindern in Italien in Lido Adriano und Milano Marittima am Strand und verbrachten dort gemein-

sam die Ferien im Kreise der Familie.
Das war immer eine sehr schöne Zeit ohne die Sorgen mit dem Alkohol zu Hause.

Endlich, nach einigen Monaten hatte Jochen seinen Führerschein wiederbekommen und konnte wieder ohne Begleitung seiner Arbeit nachgehen. Das war das reinste Glück.

Auch ich bemühte mich um eine kleine Beschäftigung und habe stundenweise bei einem Unternehmen im Büro gearbeitet. Aber diese Arbeit beschränkte sich hauptsächlich auf die Betreuung des Sohnes meiner Arbeitgeber. Die eigentliche Aufgabe wurde dadurch vernachlässigt.

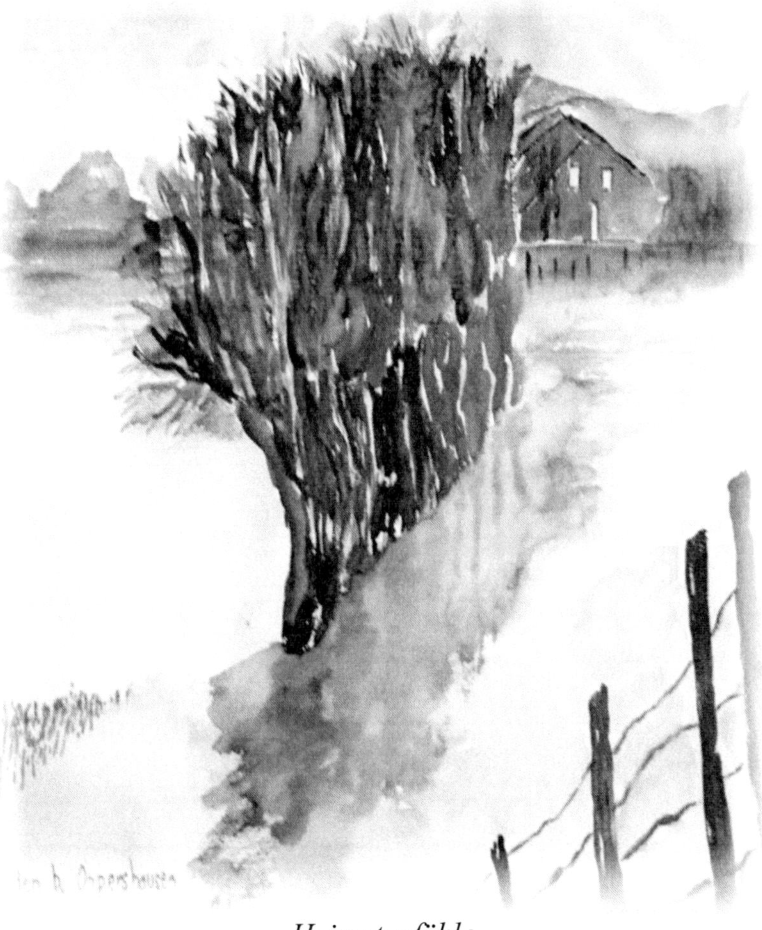

Heimatgefühle

Da ich zeitlich sehr eingeschränkt war, konnte ich diese Tätigkeit nicht allzu lange machen. Ich war unzufrieden. Nach einiger Zeit habe ich wieder aufgehört, dort zu arbeiten.
So konnte ich mich wieder besser um meine Kinder kümmern, was mir am Ende auch viel wichtiger war.

5 Die Kinder

Wir wohnten in einem kleinen Dorf mit ungefähr 500 Einwohnern, in dem jeder jeden kannte. So auch meinen erstgeborenen Sohn Christian. Er war im Dorf sehr beliebt und hatte viele Freunde. Es gab nicht viel Interessantes in unserem Dorf, aber für die Kinder war es der beste Ort, um unbeschwert aufwachsen zu können. Sie konnten sich frei entfalten und waren überall gern gesehen. Als wir nach nur ein paar Tagen als Neubürger dort hingezogen sind, hatten meine Kinder bereits die Bekanntschaften der Nachbarn gemacht und wurden sehr liebevoll aufgenommen. So kamen die beiden Geschwister an einem Nachmittag mit einer großen Stulle Brot in der Hand nach Hause und waren ganz stolz, etwas gegen den kleinen Hunger bekommen zu haben.

Das müssen die Kinder von ihrer Mama geerbt haben, denn auch ich bin jeden Nachmittag mit einer Doppelstulle mit Sirup oder Zucker zum Spielen rausgegangen.

Auf die Frage, woher sie den Imbiss hatten, bekam ich zur Antwort: „Na, von Tante Ella." Ich war etwas verblüfft, denn soweit ich informiert war, hatten wir weder eine Tante Ella noch irgendwelche anderen Verwandten in dem Ort. Für die Kinder des Dorfes aber kein Problem, denn es wurde zu allen Erwachsenen liebevoll Onkel und Tante gesagt. So war ich dann auch die Nenntante aller Kinder in dem Dorf. Die Kinder waren überall unterwegs und fühlten sich sehr wohl in der Dorfgemeinschaft. Die Bauernhöfe mit den Tieren waren zum Lieblingsspielplatz für die Kinder geworden. Und jeder Besitzer hat die Kinder beim Herumstöbern unterstützt.
So viele Freunde hatten Christian und Simone zuvor noch nie.

Als Christian gelernt hatte, mit dem Fahrrad zu fahren, ergab

sich die Situation, dass er zwar aufsteigen, aber nicht absteigen konnte. Er hat sich einfach nicht getraut, langsamer zu fahren und zu bremsen. Stattdessen ist er jedes Mal wieder die Runde ums Dorf gefahren und wurde immer wütender, weil er nicht absteigen konnte. Das trieb er so weit, dass er sich vor lauter Wut mitsamt seinem Fahrrad in den Sandhaufen fallen ließ, der gerade vor unserem Haus lag.
Irgendwann hat er es gekonnt. Gemeinsam waren die Kinder oft mit den Rädern unterwegs und suchten sich die schönsten Ecken in Wald und Flur zum Spielen aus.

Als Christian sieben Jahre alt war, hat er vor dem einzigen kleinen Lebensmittelgeschäft unseres Dorfes seine ersten Erfahrungen mit dem Verkaufen einiger seiner Spielsachen auf einer Decke gemacht. Er hatte sich dort auf die kleine Rasenfläche ausgebreitet. Dadurch war bei ihm der Gedanke an Flohmarkt-Geschäfte entstanden. Er wusste, dass die Dorfbewohner dort einkauften und hielt diesen Standort als unbedingt geeignet.
Die Matchbox-Autos und Plüschtiere wechselten für ganz kleines Geld den Besitzer und der Junge war stolz, auf diese Weise sein Taschengeld um 1 bis 2 D-Mark aufzubessern. Auch ein paar Kleinigkeiten aus dem Haushalt wurden von uns Eltern beigesteuert. Dieses Geld hat Christian umgehend wieder in andere Dinge investiert. Sparen war nicht das Ziel seiner Bemühungen.

Durch den guten Kontakt zu den anderen Kindern lernten meine beiden das Dorf mit der umliegenden Landschaft kennen. Es war eingebettet in Wiesen, auf denen die Kühe im Sommer grasten und Felder, die von den Bauern bewirtschaftet wurden. Mit Tatendrang durchforsteten die Kinder alles. Meine Simone hatte eine große Liebe für die Tiere des Dorfes entwickelt und war hinter allem her, was sich bewegte. Auf einem dieser

Streifzüge erkundeten die Kinder wieder einmal die nahegelegenen Feldwege. Zu Besuch war auch meine jüngste Schwester, die nur ein Jahr älter war als Christian. Zuvor hatte es geregnet und die Wege waren sehr nass. Die Gräben gingen über die Ufer, sodass es eine große Wasserfläche ergab.

Eine kleine Insel war das Ziel unsere Bande. Dort sind sie hingelaufen. Doch dass die Kühe dadurch auch von der kleinen Insel überall hin konnten, haben die Kinder nicht einkalkuliert. Plötzlich stand meine Simone inmitten der Kuhherde. Sofort erkannten die großen Kinder die Gefahr und sind weggelaufen, um Hilfe zu holen.
Nun stand die Kleine allein dort und schrie vor Angst. Ich musste meinen ganzen Mut zusammennehmen. Dabei hatte ich mehr Angst als alle anderen. Mit Stöcken bewaffnet gingen wir gegen die Kühe los und retteten das Kind aus dieser gefährlichen Situation.

Vor allem die Katzen in der Nachbarschaft hatten es Simone angetan.

Weil wir zu Besuch zu Oma und Opa fahren wollten, waren die Kinder hübsch angezogen. Die Kinder waren schon draußen. Als ich dann auch reisefertig für den Ausflug war, fand ich meine Tochter auf der Straße liegend, hocherfreut, mit einer Katze im Arm. Glücklich rief sie: „Ich hab sie, ich hab sie!“ Simone ließ die Katze auch nicht mehr los.

Meine Freude über den Erfolg meiner Tierfängerin hielt sich sehr in Grenzen. Es blieb ihr nichts Weiteres übrig, als die Katze wieder laufen zu lassen und mir als Mutter, das Kind noch mal umzuziehen. Denn so konnten wir unmöglich den Besuch antreten.

Solche tierischen Ereignisse gab es des Öfteren bei meiner Tochter. Denn die meisten ihrer Freundinnen hatten Tiere zu Hause. Wir hingegen wollten keine Haustiere, sehr zum Ärgernis meiner Kinder.

6 Christian, die Feuerwehr und seine Leidenschaft zum Reisen

Als der Junge 10 Jahre alt war, trat er in die neu gegründete Jugendfeuerwehr in unserem kleinen Dorf ein. Er mochte die Aktivitäten und Freizeitangebote, die für die Kinder angeboten wurden, sehr. Dort hatte er die Möglichkeit, sich in das Vereinsleben einzubringen. Sie mussten auch schon als Kinder an Feuerwehr-Wettkämpfen teilnehmen.
Christian liebte es, mit der Gruppe, seinen Freunden und den Betreuern auf Reisen zu gehen.

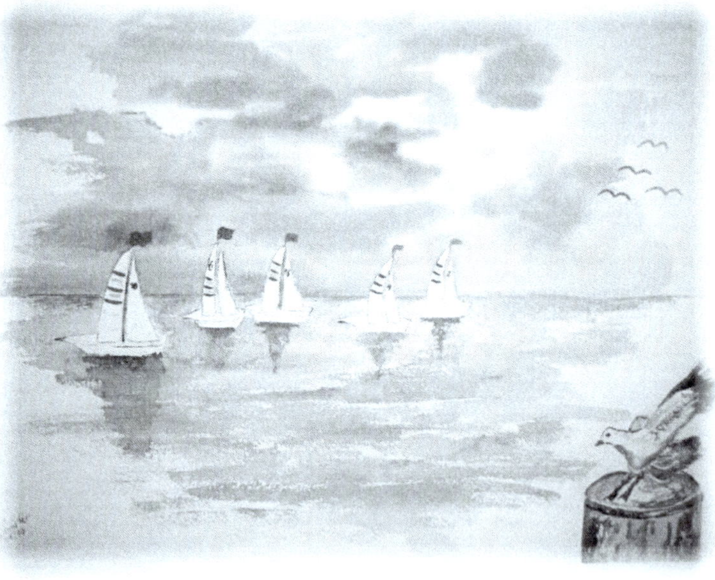

Ostsee – immer wieder gern

In den Sommerferien wurden jedes Jahr Zeltlager veranstaltet. Diese Unternehmungen wurden von Christian mit der Videokamera eingefangen. Das machte ihm total viel Spaß, alles, was möglich war, zu filmen.

Das Verreisen war seine große Leidenschaft. Mit 8 Jahren ist er mit der Gemeindejugendpflege für 3 Wochen nach Otterndorf an die Nordsee gefahren. Für Christian eine sehr schöne Zeit. Ich glaube, das Reisen hat er von mir geerbt, denn ich bin auch immer sehr gern unterwegs gewesen.

Schwimmen hat er ganz nebenbei in unserer Zeit in Grömitz gelernt, als im Wellenbad die Wellen einsetzten. Wir befanden uns am hinteren Ende des Bades. Ich hielt Christian mit einer Hand etwas über Wasser. Mit meiner freien Hand stütze ich mich von der Wand des Beckens ab, sodass wir langsam voranschwimmen konnten. Er paddelte mit seinen kleinen Ärmchen so lange, bis ich wieder Boden unter den Füßen hatte und dem Jungen Halt geben konnte.
Danach war Christian fit für das Seepferdchen. Und das im Alter von 3 Jahren.

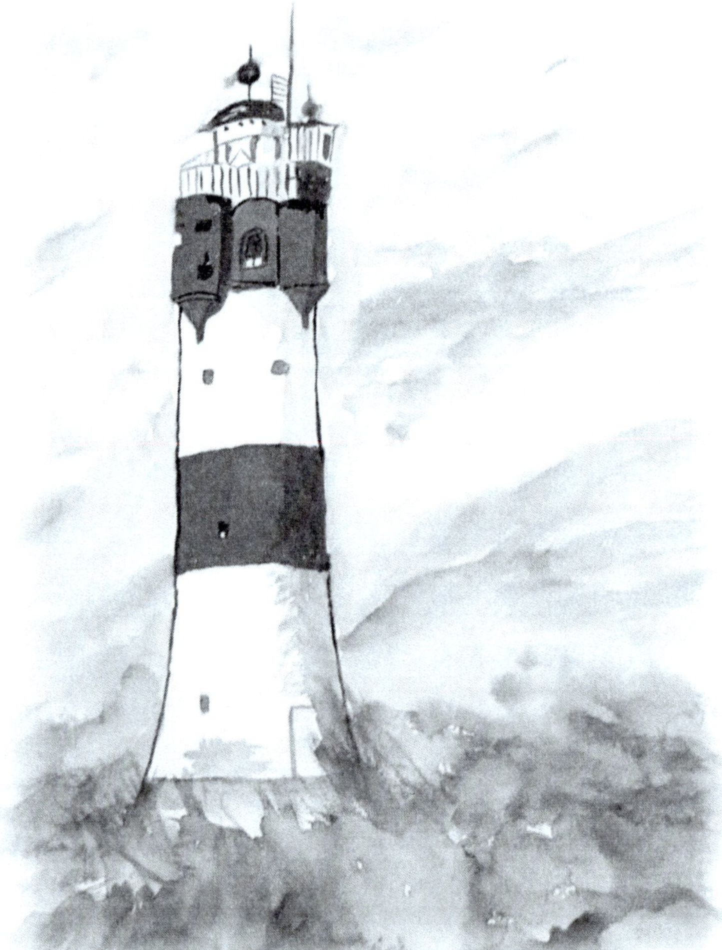

Leuchtturm „Roter Sand“

7 Einen Moment nicht aufgepasst

Ich saß morgens mit Simone vor dem Fernseher, um mit ihr die Sesamstraße anzusehen. Der Haushalt wurde nebenbei erledigt. So kam es auch zu diesem schrecklichen Vorfall, dass mir während des Fernsehens die Küche in Brand geraten war.

Ich wollte etwas Frittierfett erwärmen, um es dann mit Papier zu entsorgen. Aber das Fett hatte sich entzündet und war in Brand geraten. Die ganze Küche war schwarz vom Ruß und alle Plastikteile, von der Gardinenstange bis zur Lampe, hingen herunter. Der Topf brannte lichterloh. Vor lauter Panik hab ich das Fenster aufgerissen und nach draußen „es brennt, es brennt!“ gerufen. Es war aber niemand da, der das gehört hat. Sonst sind immer irgendwelche Nachbarn draußen gewesen. Nur heute nicht. Also musste ich selber handeln.
Simone habe ich sofort wieder ins Wohnzimmer gebracht. Dann begann ich, vorsichtig den Brandherd in den Ausguss zu schütten. Danach hab' ich einen Eimer Wasser genommen und den Rest der Flammen gelöscht. Ich war den Tränen nah, als ich das ganze Ausmaß der Katastrophe sah. Gott sei Dank ist niemand zu Schaden gekommen, das war mein größter Trost bei diesem Dilemma.
Wie immer stand ich ohne meinen Ehemann vor riesigen Problemen. Er war auf Geschäftsreise zu einer Messe, über mehrere Tage.
Nachdem ich den ersten Schock überwunden hatte, hab' ich den Versicherungsvertreter angerufen und um eine Begutachtung des Schadens gebeten.
Der nette Herr Fischer hat mich erst einmal beruhigt und losgeschickt, neue Tapeten zu kaufen. Am Nachmittag ist er dann vorbeigekommen und hat den Schaden begutachtet.

Die Versicherung hat die Kosten komplett übernommen und

ich konnte mit der Renovierung der Küche beginnen. Dieses Unterfangen erwies sich aber als äußerst schwierig für mich, da ich vorher noch nie tapeziert hatte. Aber als Erstes musste ich die Küche sauber machen und die alten Tapeten entfernen. Die Gardine hing sowieso nur noch in Fetzen herunter. Also auch gleich weg und die Lampe war ein einziger geschmolzener Haufen an einem Kabel. Am nächsten Tag, es war ein Himmelfahrtstag, fing ich dann mit dem Tapezieren an.

Und meine beiden Kinder musste ich natürlich auch noch beschäftigen. Aber die beiden wurden mir von meiner Freundin abgenommen, die ich in der Nachbarschaft kennenlernen durfte. Also machte ich mich ans Werk. Material hatte ich besorgt, sodass ich mit großem Elan an die Sache heranging. Die kurzen Bahnen hab ich auch noch ganz gut hinbekommen, aber dann wurde es richtig schwierig.

Die Tapeten um die Ecke zu kleben, mit schiefen Wänden, wäre für jeden Profi eine Herausforderung gewesen. Ich war total überfordert mit dieser Aufgabe und hatte vor lauter Wut meine eingekleisterte Tapete an das Fenster, statt an die Wand, geklebt. Schließlich wollte ich nicht, dass die Tapete zusammengeknüllt wurde.
Ich wollte schon aufgeben, als das Telefon klingelte und sich Besuch für den freien Tag angemeldet hatte. Eigentlich waren es weitläufige Bekannte, zu denen wir eher selten Kontakt hatten. Trotzdem freute ich mich sehr darüber, denn ich bat sie gleich um Hilfe beim Tapezieren meiner Küche.
Als Gegenleistung für die Hilfe bekamen Sie Kaffee und Kuchen serviert. Zu dritt haben wir es dann geschafft, die Küche fertig zu renovieren.
Danach brauchte ich nur noch eine Lampe und Gardinen zu kaufen, um das Küchenprojekt vernünftig abzuschließen.

Leider hatte der Vater meiner Kinder immer noch nicht mit dem Trinken aufgehört. Als er von der Messe nach Hause kam, war er wieder nicht ganz nüchtern. Und so kam es, wie es kommen musste. Zum 3. Mal hatte er nun seinen Führerschein verloren.

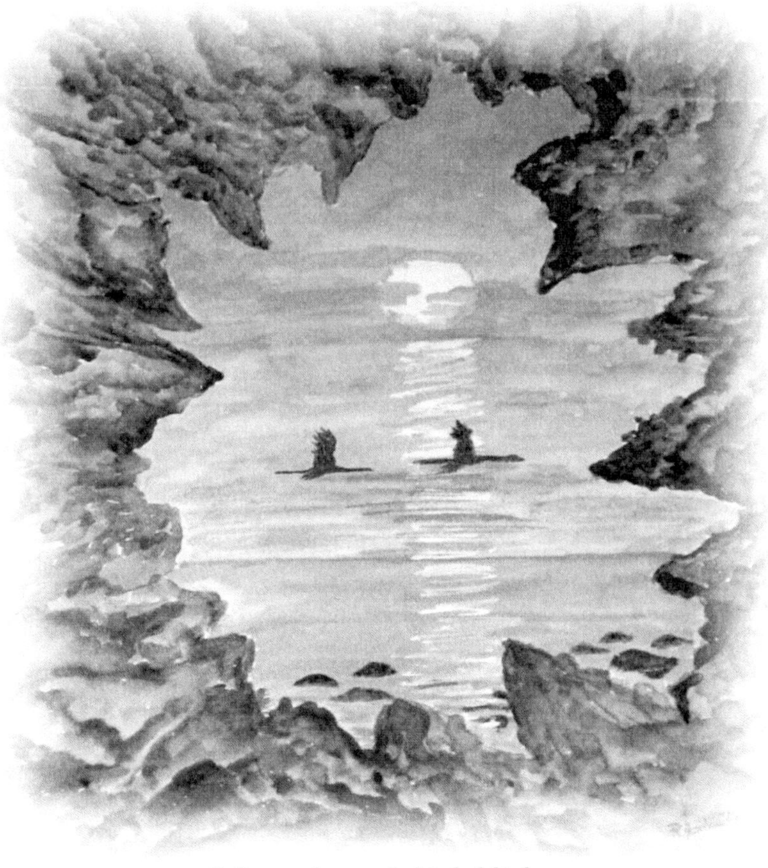

Sehnsucht nach Lichtblicken

Und wieder musste meine Schwester zu uns kommen, um uns zu unterstützen. Ich war mal wieder als Fahrerin eingeteilt. Es war total schlimm für uns alle, diesen Stress zu ertragen. Keine Zeit für die Kinder zu haben und sich um Haus und Garten kümmern zu können, zehrte stark an meinen Nerven. Diese Aufgaben musste ich nun meiner Schwester überlassen. Sie hat das gut gemacht, aber es war wie schon beim ersten Mal eine große Belastung für uns alle.

8 Heiligabend und die Folgen des Alkoholkonsums

Eskaliert ist die Situation an Heiligabend. Ich habe meine Schwiegermutter aus Celle abgeholt. Sie wollte die Feiertage bei uns verbringen.
Doch mein Ehemann hatte sich mit einem vermeintlichen Freund getroffen, um für dessen Ehefrau noch ein Geschenk zu kaufen. Mich ließ er mit den Vorbereitungen für das Weihnachtsfest allein.

Wir wollten den Baum schmücken, das Essen zubereiten und uns auf ein harmonisches Weihnachtsfest im neuen Haus einstellen. Daraus wurde aber nichts. Er kam spät am Heiligen Abend total betrunken nach Hause und verdarb uns die Freude an Weihnachten total. Das hatte es noch nie gegeben. Kleine Kinder im Haus und keinen Weihnachtsbaum, unter den ich die Geschenke legen konnte für die Bescherung. Für mich brach eine Welt zusammen. Das sah der Vater meiner Kinder aber nicht so. Für ihn war das alles nicht so schlimm.

Am nächsten Tag brachte ich seine Mutter nach Hause und bin mit den Kindern zu meinen Eltern gefahren. Es war dort immer sehr schön an solchen Feiertagen. Dafür hat mein Vater gesorgt. Er fühlte sich am wohlsten, wenn er seine Kinder und Enkel bei sich hatte.
Von meinen Sorgen konnte ich nicht erzählen.

In der nächsten Zeit ging es in unserer Ehe sehr frostig zu. Ich konnte es ihm nicht verzeihen, dass er uns so im Stich gelassen hatte. Der Alkohol war ihm wichtiger. Wir litten alle sehr darunter, aber ich hatte auch Angst vor der Zukunft.
Mit 2 kleinen Kinder alleine dazustehen, war für mich zunächst

unvorstellbar.
Ich war froh, in der kurzen Zeit, in der wir in dem kleinen Dorf lebten, eine nette junge Frau kennengelernt zu haben. Sie wohnte in der unmittelbaren Nachbarschaft. Wir hatten sehr guten Kontakt und waren freundschaftlich verbunden. Ich konnte mit ihr über alle meine Sorgen reden. Sie wurde meine wichtigste Freundin im Laufe meines Lebens. Angelika und ihr Mann Jürgen unterstützten mich in der Frage, ob ich so weiterleben möchte, denn es wurde immer schlimmer mit dem Alkoholkonsum meines Mannes.

Nach einiger Zeit, es war im Frühjahr, lernte ich einen netten Junggesellen aus dem Dorf kennen. Er zog täglich mit einigen Kühen an unserem Haus vorbei zu der Wiese, wo er die Kühe weiden ließ. Eines Tages hab ich ihn zu einem Kaffee eingeladen. Er war sehr nett und verstand sich auch mit den Kindern ganz gut. Es war ein freundschaftliches Verhältnis zwischen uns.

Er hatte die Landwirtschaft zwischenzeitlich aufgegeben und arbeitete bei einem Unternehmen, das Kies aus einem Teich förderte. Die Landwirtschaft wurde unrentabel, weil mehrere Generationen davon leben wollten. Das ging trotz seiner Bescheidenheit nicht mehr. Er war erzogen worden, dass er immer für seine Eltern und den Hof da sein musste und seine eigenen Bedürfnisse immer hinten anstanden.
Dieses Problem hatten sehr viele Bauern. Dadurch mussten viele Höfe aufgegeben werden.
Unsere Beziehung vertiefte sich.
Ich entfernte mich von meinem Ehemann immer mehr. Er konnte vom Alkohol nicht lassen.

Dann rückte mein Geburtstag näher. Am liebsten hätte ich mich allein verkrochen, ohne zu feiern. Und schon gar nicht mit

meinem Ehemann. Doch meine Freunde wollten mich nicht alleine lassen.
Die Kinder waren übers Wochenende bei den Großeltern untergebracht.
Zu viert sind wir dann abends zum Schützenfest in ein anderes Dorf gefahren. Es war ein sehr schöner Abend. Wir haben den ganzen Abend viel getanzt und endlich mal wieder gelacht. Leider auch mit Alkohol.

Ich hatte derart über den Durst getrunken. So schlecht hab ich mich nie wieder gefühlt, wie nach dem Abend. Wir sind mit dem Taxi nach Haus gefahren. Ich musste mich übergeben und war nicht mehr Herr meiner Sinne. So kam es auch, dass ich die Nacht bei ihm verbracht hatte.

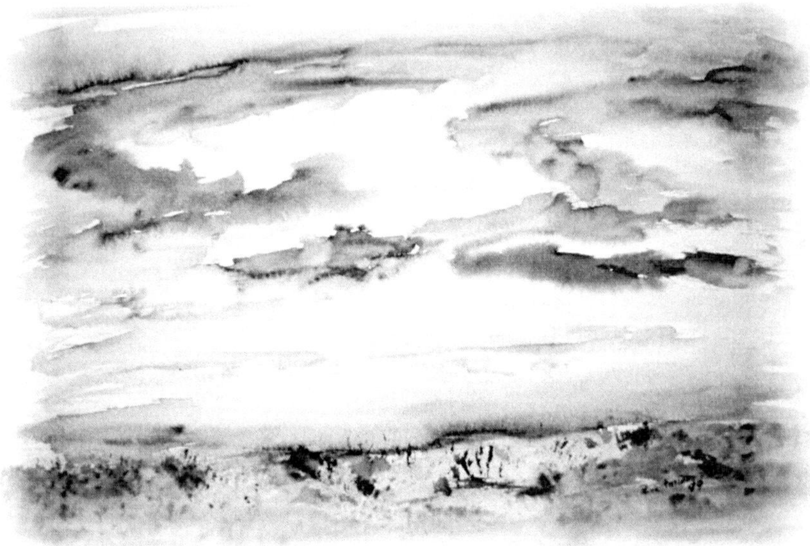

Blick in die Wolken

Nach einiger Zeit musste ich allerdings feststellen, dass diese Nacht nicht ohne Folgen blieb. Ich war schwanger. Das hat mir gerade noch gefehlt.

Als ich es dann meinem Noch-Ehemann beichtete, ist er so ausgerastet, dass er das Mobiliar im Haus zertrümmerte. Ich bin mit den Kindern zu meiner Freundin geflüchtet. Bevor er nun alles klein haute, hat er noch seinen Bruder angerufen, der ihn dann von zu Hause abgeholt hatte.
Mit dieser Aktion war dann meine Ehe endgültig gescheitert.

Ich habe mir eine Wohnung gesucht und bin mit den Kindern ins Nachbardorf gezogen.
Das Haus wurde verkauft. Er ist in die Nähe seiner Familie gezogen. Die Kinder brauchten weder Kindergarten noch Schule wechseln und hatten so wenigstens immer den Kontakt zu ihren Freunden.

Die Ehe wurde nach kurzer Trennungszeit geschieden.

9 Ein neues Zuhause

Da ich kurz vor der Geburt meines dritten Kindes war, wurde in Windeseile wieder geheiratet. Bei dieser Eheschließung hatte ich nur einen Gedanken: "Was machst du hier, was mache ich hier? Ich will hier raus!" Dennoch habe ich „ja" gesagt.

Im Elternhaus meines zweiten Mannes haben wir unsere gemeinsame Wohnung ausgebaut. Wir hatten 160 Quadratmeter Wohnfläche zur Verfügung. Den Aus- und Umbau der Wohnung konnten wir mit Unterstützung unserer Freunde in kürzester Zeit schaffen.
Es mussten neue Fenster, Heizung und die gesamte Stromleitung erneuert werden. Ein Bad und eine Küche waren vorher auch nicht vorhanden. Jedes Kind bekam sein eigenes Zimmer. Das Schönste war allerdings der große Flur, der als Esszimmer seinen Dienst aufnahm. Für mich war es schon immer wichtig, genügend Platz für Gäste zu haben.

Die gesamte Wohnung befand sich im Obergeschoss des Hauses. Alte Bauernhäuser haben jede Menge Potenzial zum Gestalten und Einrichten. Ich war in meinem Element. Es war wunderschön in dem alten Bauernhaus!

Die Kinder hatten richtig viel Platz zum Spielen. Die Schwiegereltern wohnten unten im Haus. So waren wir dann mit 3 Generationen unter einem Dach. Das war nicht immer leicht für alle. Wir hatten einen großen Garten mit Gemüse und Obstbäumen, die der Schwiegervater extra für die Kinder angepflanzt hatte. Die Kinder brauchen viel frisches Obst … das war seine Motivation.
Für Christian und Simone war es ein einziges Abenteuer. So

viel Platz hatten sie vorher noch nie, wie hier auf dem Bauernhof. Es gab dort auf dem Hof einen Hund namens Rex, den die Kinder sofort in ihr Herz geschlossen hatten. Auch Katzen liefen dort herum zur Freude meiner kleinen Simone.

Zu Ostern wurden kleine Lämmer geboren. Auch das war ein großes Ereignis für die Kinder. Ich hatte selber keinen Draht zu den Tieren, sie waren mir in meiner früheren Kindheit ja immer verwehrt worden. Wir durften nie Tiere im Haus haben. Das wurde uns von den Eltern strengstens verboten.

Zu dem bäuerlichen Anwesen gehörten diverse Ställe, Scheunen und Schuppen. Wiesen und Felder umsäumten das Gehöft. Wir beackerten den Garten mit verschiedenen Gemüsesorten, wobei meine Schwiegermutter sehr großen Wert auf Ordnung im Garten gelegt hatte. Mir persönlich waren krumme Reihen mit Radieschen oder Möhren genauso lieb. Das gab dann auch das eine oder andere Mal Differenzen zwischen meiner Schwiegermutter und mir.

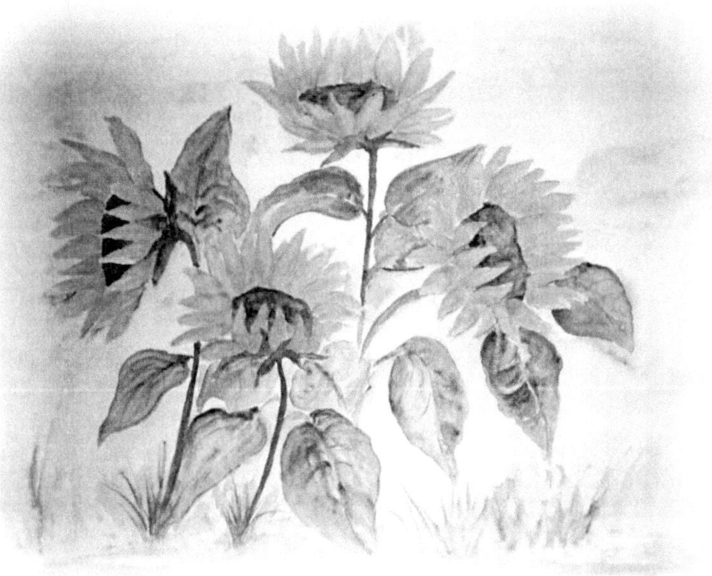

Sonnenblumen

10 Plötzlich Vater und (Stiefvater)

Mein Mann ging schichtweise zur Arbeit im nahegelegenen Stahlwerk unserer Kleinstadt. Gelernt hatte er auf dem elterlichen Hof Landwirt. Da aber die Landwirtschaft nicht mehr genug einbrachte und mehrere Generationen davon leben mussten, konnte er in seinen Beruf nicht mehr erfolgreich arbeiten. Die Nutztiere wurden abgeschafft und er suchte sich eine Anstellung, bei der er „vernünftig“ Geld verdienen konnte. Auch seine regelmäßigen Einzahlungen in die Rentenkasse waren ein wichtiger Grund für die berufliche Veränderung. Denn die wurden leider von seinen Eltern nicht erbracht, obwohl er dort angestellt war.

Nach der Arbeit kümmerte er sich um den gesamten Hof mit dem riesigen Garten. Ausgenommen der Gemüsegarten. Es gab so viel zu tun auf dem großen Anwesen. Für den Rasen wurde ein Aufsitz-Rasenmäher gekauft, um diese Arbeit zu erleichtern. Das war natürlich auch für die Kinder ein tolles Spielzeug und plötzlich hatte jeder Lust, den Rasen zu mähen. Nur wenn es darum ging, das Unkraut zwischen den Setzlingen kleiner Tannenbäumchen zu entfernen, gab es regelmäßigen Protest von den Kindern. Aber trotzdem mussten sie ihren Beitrag zur Verschönerung des Anwesens leisten.

Außer dem Hof und der Arbeit hatte mein Mann ein Hobby, das er schon von Kindertagen an mit Begeisterung betrieb. Er spielte leidenschaftlich gern Fußball. Der Sportplatz war nicht weit von uns entfernt und so kam es vor, dass er sich fast jeden Tag dort mit den Freunden traf. Es wurde trainiert und über vielerlei Aktionen im Vereinsleben debattiert.

Gefeiert wurde sehr gerne in dem kleinen Dorf. Zu jeder privaten Feier wurde eingeladen. Auch das örtliche Schützenfest mit den Umzügen und Schützenkönigen wurde ausgiebig mitgefeiert. Mein Mann konnte sehr gut tanzen, was mir auch immer sehr große Freude bereitet hatte. So war ein ausgefülltes Familienleben, inzwischen mit dem Jüngsten – André – seinem eigenen Sohn, an der Tagesordnung. Der Papa hat sich viel mit den Kindern beschäftigt. Zu meiner großen Freude hatte er auch keinen Unterschied zwischen den Kindern gemacht, ob meine oder sein eigenes, er hat sie alle gleichbehandelt. Aus Sicht meiner Tochter war das nicht der Fall, aber für meine Begriffe gab es da keine Differenzen.

Anders sahen es aber oft die Großeltern, die unter uns in der Wohnung wohnten. Es war für sie nicht einfach, plötzlich eine Familie mit im Haus wohnen zu haben. Sie versuchten jedenfalls bei vielen Gelegenheiten, dem eigenen Enkel Vorteile zu verschaffen. Zum Beispiel, wenn dort Freunde zu Besuch waren, wurde unser Jüngster zu ihnen gerufen, damit er seine Hand fürs Taschengeld aufhalten konnte. Oder zu Ostern, Nikolaus und so weiter, wenn Geschenke anstanden, haben sie nur für den Kleinen etwas gehabt.

Dann ist mein Mann regelmäßig wütend geworden und hat seine Eltern darauf hingewiesen, dass 3 Kinder zu unserer Familie gehörten. Irgendwann haben sie es begriffen und schenkten allen etwas.
Auch für meinen Mann war es keine leichte Situation, mit drei Generationen unter einem Dach in Einklang zu wohnen. Er saß ganz oft zwischen den Stühlen, um es allen gerecht zu machen. Aber es ging letztendlich ganz gut. Jeder hatte seinen Beitrag zu leisten.

Im Sommer machten wir mit den Kindern Urlaub in Österreich am Attersee. Im nächsten Jahr sind wir an die Adria nach Italien gefahren. Auch Freunde im Osten, damals noch in der DDR, haben wir regelmäßig mit den Kindern besucht. Mit dem Sportverein wurden jedes Jahr irgendwelche Wochenendfahrten unternommen.

Zu den Reisen konnten die Kinder nicht mitfahren. Dann wurden sie in der Familie aufgeteilt. Die Oma „unten“ hatte den André und die beiden Großen wurden zum Vater gebracht.

Eines Tages beschlossen wir, in unserem Garten einen Pool zu bauen, denn im Sommer bin ich sehr häufig mit den Kindern zum Baden an einen nahegelegenen See gefahren. Dieser Zeitaufwand war mir irgendwann zu viel. Aber baden gingen wir alle sehr gerne. Darum bot sich der große Garten für ein eigenes Schwimmbad geradezu an. Wir fanden einen geeigneten

Pool bei einem Anbieter aus der Nähe. 8,5 mal 4,5 Meter sollte er groß werden. Nun ging es mit Spaten und Spitzhacke an die Arbeit, um ein entsprechend großes Loch zu graben. Das erwies sich als äußerst schwierig. Nachdem wir die erste Schicht mit Mutterboden abgetragen hatten, kam eine Schicht Ortsstein zum Vorschein. Und da durchzukommen war sehr schwer. Aber mit Kraft und Geduld schafften wir es. Auch unsere Freunde und Nachbarn kamen zur Hilfe. Am Ende gelang es uns, gemeinsam den Pool aufzubauen und das Wasser zum ersten Mal einzulassen.
Der Sommer war ideal für die Einweihung unseres Gartenpools.

Das war ein tolles Erlebnis und sollte mit einer zünftigen Gartenfete gefeiert werden. Wir hatten alle Freunde eingeladen, Essen und Trinken besorgt und eine tolle Party organisiert.

Als Überraschung besorgte ich für uns eine rot- und einen blaugestreiften Badeanzug aus einem Fundus, der Faschingsartikel verkauft. Es wurde ein lustiges Fest und irgendwann war die ganze Besucherschar im Pool gelandet. Auch die Kinder hatten ihre Freude daran und waren als Erste im noch ziemlich kalten Wasser. Ab dem Zeitpunkt bin ich jeden Morgen in den Pool gegangen und bin eine halbe Stunde im Wasser geschwommen. Danach duschen, frühstücken und dann zur Arbeit. Herrlich …!

11 Marie

Als unser André 6 Jahre alt war, hatte ich beschlossen, wieder eine Arbeit aufzunehmen. In meinem Beruf als Verkäuferin hätte ich den ganzen Tag arbeiten müssen, was aber wegen der Kinder nicht machbar war. Ich wollte viel zu Hause sein, um für die Kinder da zu sein. Zuvor hatte ich eine 15- jährige Erziehungspause eingelegt. In der heutigen Zeit für junge Familien undenkbar. Aber damals war es durchaus üblich, als Hausfrau und Mutter seinen Pflichten zu Hause nachzukommen.
Der Ehemann verdiente genug Geld. Ein zweites Auto konnten wir uns auch leisten. Das war in dem kleinen Ort auch nötig, denn es gab leider gar nichts dort. Schule, Kindergarten, Geschäfte und Ärzte waren im 3 Kilometer entfernten Ort.

Beim Arbeitsamt habe ich mich beraten zu lassen, was ich in meinem Alter für Möglichkeiten auf dem Arbeitsmarkt hatte. Meine Vorstellung war, eine Umschulung zur Fotografin zu machen. Das war nach Ansicht des Sachbearbeiters aber völlig unmöglich. Seiner Ansicht nach wäre ich danach auch nicht vermittelbar gewesen.

Aber es gab die Möglichkeit eine Umschulung zur Altenpflegerin zu machen. Ich war entsetzt über den gegensätzlichen Gedanken zu meinem eigentlichen Wunsch. Ich bat um Bedenkzeit und wollte erst einmal ein Praktikum in einer stationären Pflegeeinrichtung machen, um überhaupt zu erleben, ob die Ausbildung für mich infrage kommt.

Zum selben Zeitpunkt wurde vom Deutschen Roten Kreuz eine Ausbildung zur Schwesternhelferin angeboten. Dieses Angebot nahm ich sofort an und hatte dadurch zusätzlich Gelegenheit, in einen medizinischen Beruf reinschnuppern zu können.

Bevor ich mich dazu entschloss, musste ich allerdings erst einmal mit meinen Schwiegereltern sprechen, ob sie denn bereit waren, für die Kinder da zu sein, wenn von uns Eltern niemand zu Hause war.
Mittagessen für die Kinder lag mir sehr am Herzen. Denn ich fand es sehr wichtig, einmal am Tag eine warme Mahlzeit zu bekommen, wenn die Kinder aus der Schule kommen. Die Oma war bereit, sich darum zu kümmern. Eine Sorge weniger. Die Kinder fuhren sowieso mit dem Bus zur Schule und wieder zurück, sodass es keinerlei zusätzlicher Fahrten bedurfte.
Die Hausaufgaben haben wir im Wechsel mit Papa und Mama überwacht. Es stand also einem Wiedereinzug in ein neues Berufsleben nichts mehr im Wege.
Zu meinem Erstaunen gefiel mir die Arbeit mit alten und gebrechlichen Menschen sehr gut. Darum habe ich mich über das Arbeitsamt in eine Altenpflegeschule angemeldet und konnte in Braunschweig eine zweijährige Ausbildung mit Staatsexamen absolvieren.
Heute ist eine dreijährige Ausbildung für diesen Beruf vorgesehen. Mit verschiedenen Praktika in unterschiedlichen Einrichtungen habe ich meine Ausbildung abgeschlossen. Die praktische und schriftliche Prüfung war für mich kein Problem, aber ich musste noch in die mündliche Prüfung. Davor hatte ich gehörigen Respekt und kniete mich mit meinen Büchern in die Materie. Das Thema werde ich auch nach über 30 Jahren nicht vergessen. Es ging um die „Disengagement Theorie“ im Fach Soziologie.
Ich hatte soviel darüber gelesen, dass mir der Kopf nur so brummte und ich das Gefühl nicht los wurde, überhaupt keine Ahnung vom Thema zu haben.
Spätabends klingelte es an unserer Haustür. Erst war ich erschrocken, weil ich doch überhaupt keine Zeit hatte … Aber die Freude über diesen Besuch war sehr groß, denn wir hatten unsere Freunde vom Rhein sehr lange nicht gesehen. Sie waren

auf der Rückreise von Berlin nach Hause und wollten bei uns eine Übernachtung einlegen. Eigentlich unpassend für meine Prüfung. Andererseits konnte ich mich mal von den Büchern losreißen und mich mit etwas anderem ablenken.
Ich sollte unseren Gästen berichten, was auf dem Prüfungsplan stand. Das war das Beste, was mir in dieser Situation passieren konnte, denn so konnte ich das Thema mit meinen eigenen Worten zusammenfassen und ausführlich darüber informieren. Mit den Worten: „Du weißt doch alles“ konnte ich beruhigt meine Bücher zusammenpacken und den Rest des Abends mit den Freunden genießen. Die Prüfung hab ich mit Bravour bestanden und ich konnte die Gesamtnote um einiges verbessern.
Insgesamt habe ich 23 Jahre in der Altenpflege gearbeitet. Es hat mir immer viel Freude gemacht und ich habe keinen Tag bereut.

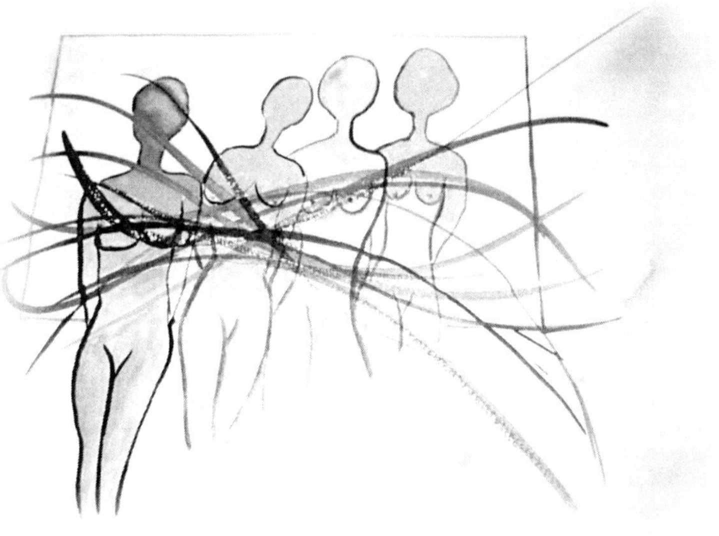

Medizinische Strahlen

12 Mein Atelier

Als Abwechslung zu meinem Beruf, der Erziehung der Kinder und den hausfraulichen Tätigkeiten, brauchte ich einen Ausgleich, damit ich mich entspannen konnte. Eine kreative Ader hatte ich nach wie vor. Auf eine Anzeige im Programm der Volkshochschule bin ich sofort aufmerksam geworden, denn es wurden Malkurse in Aquarell angeboten. Gemalt habe ich schon immer gern, aber nicht professionell. Das wollte ich unbedingt lernen. Also habe ich mich dort angemeldet und den Termin mit Freude erwartet. Nach der Vorbesprechung und der Bestellung des Materials konnte mit der Malerei unter Erklärungen der Dozentin begonnen werden. Mein erstes Motiv war eine Wasserlandschaft am Meer. Die Wolken, das Wasser und der Strand entstanden bei meinem Bild in Windeseile. Ich hatte das größte Aquarellpapier verwendet, stellte mich davor und fing mit einem sehr großen Pinsel an zu malen. Die Farben verflossen mit Zugabe von Wasser in die vorgesehenen Richtungen.

Ich war mit dem Ergebnis mehr als zufrieden. Das motivierte mich so sehr, dass ich 3 weitere Kurse hintereinander bei der Volkshochschule absolvierte. Irgendwann hatte ich das Gefühl, dort mit den Techniken der Aquarellmalerei nicht weiterzukommen.
Ich hatte einen Plan.
Da wir auf unserem Hof viele Schuppen und Ställe hatten, entschloss ich mich, ein eigenes Atelier zu betreiben, um Ausstellungen mit den gesammelten Bildern zu veranstalten. Etwas Überzeugungsarbeit seitens meines Mannes war nötig, um das Projekt starten zu können. Dazu musste ein gut geeigneter Raum erst einmal entleert und saubergemacht werden.
Die Arbeit war schmutzig und anstrengend, denn es lagerte über viele Jahrzehnte dort Korn aus der Landwirtschaft. Aber

ich war sehr motiviert, einen schönen hellen Raum daraus zu machen.

Wir zogen eine Decke ein, verkleideten die Wände und tapezierten den Raum mit Raufasertapete. Zum Schluss kam ein neuer Fußboden dran. Helle Fliesen hatte ich mir im Baumarkt ausgesucht. Es gab 2 Türen. Die eine führte direkt nach draußen auf den schönen Hof und die zweite ging zur großen Diele des Bauernhauses. Ein aus meiner Sicht gut gelungenes Atelier, das nur noch mit den Bildern und einem kreativen Leben gefüllt werden sollte.

Ich kaufte günstige Bilderrahmen und Passepartouts für meine Werke. Zur Eröffnung des Ateliers hingen etwa 50 Bilder an den Wänden. Vor dem Fenster stellten wir den großen alten Schreibtisch meines Schwiegervaters, der nicht mehr gebraucht wurde. Ein altes Sofa wurde mit einer hellen Decke bespannt und fand in einer gemütlichen Sitzecke seinen Platz. Tische und Stühle für die Malerei und zum Klönen und Fachsimpeln mit meinen Gästen standen im Raum. So, alles fertig …
Ich bat die Redaktion der örtlichen Zeitung darum, einen Bericht über die Eröffnung meines neuen Ateliers zu schreiben. Meiner Bitte wurde entsprochen und ich bekam vom Fotografen und einer Redakteurin Besuch für ein ausführliches Interview. Die Redakteurin der Zeitung brachte einen wunderbaren Bericht über mich und meine Werke heraus. Das habe ich dann am Eröffnungstag positiv zu spüren bekommen. Es kamen sehr viele Besucher in das „Atelier am Findlingshof“.

Das war der Name meines neuen Ateliers, in dem regelmäßig die Türen für die Besucher geöffnet wurden. Neben meiner Tätigkeit als Altenpflegerin konnte ich auf diese Weise meinen Kopf freibekommen und meine Kreativität ausleben.

Nach einer Zeit bot ich selber Malkurse an, die sehr gerne in Anspruch genommen wurden. Weitergebildet hatte ich mich autodidaktisch, da ich das Gefühl hatte, mich bei den Kursen der Volkshochschule im Kreis zu drehen und nicht viel dazuzulernen. Ich entwickelte meinen eigenen Stil, der bei meinen Besuchern gut ankam.

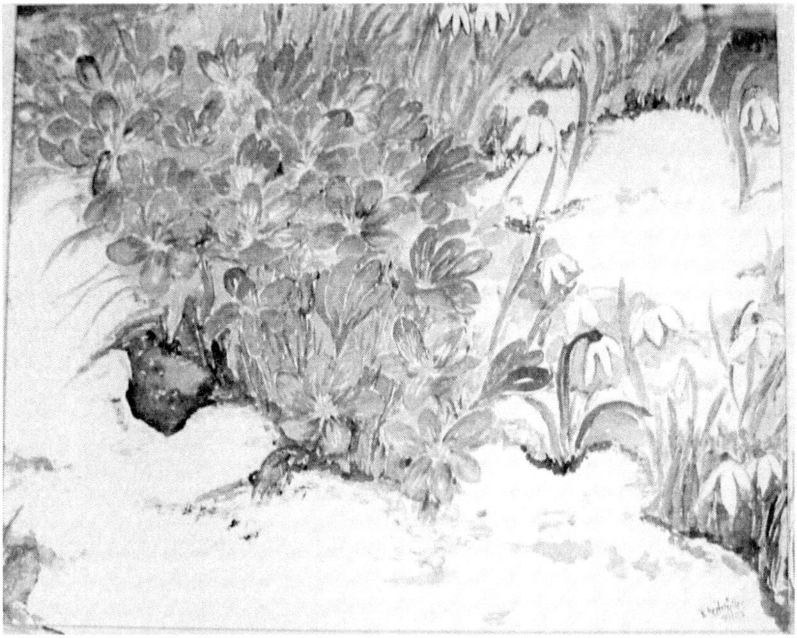

Krokusse im Schnee

Neue Techniken entnahm ich den Fachbüchern, die ich inzwischen in großer Zahl angeschafft hatte. Jeden ersten Sonntag im Monat war das Atelier für Besucher geöffnet. Bei Kaffee und Kuchen wurde diese Zeit sehr gerne genutzt.
Sogar das eine oder andere Bild konnte ich verkaufen. Anfangs hatte ich Schwierigkeiten damit, von meinen Werken etwas

herzugeben.
Das hat sich im Laufe der Zeit gegeben und ich konnte mit den Einnahmen aus dem Verkauf und den Kursen, die ich inzwischen selber als Dozentin gab, die laufenden Kosten erwirtschaften.
Mit der Malerei kam auch immer mehr Leben auf den Hof.

13 Der „Findlingshof“

Unser bäuerliches Anwesen lag sehr idyllisch am Rande eines kleinen Dorfes. Irgendwann kamen wir auf die Idee, unseren Hof attraktiver zu gestalten. Unser Freund, mit dem wir sehr oft zusammen waren, hatte die zündende Idee. Er war von Beruf Steinmetz und hatte viel mit Findlingen zu tun. Wir hatten einen einzigen großen Stein auf dem Hof liegen. Das war der Beginn des Findlingshofs. Nur hatten wir leider keine weiteren Steine von der passenden Größe für unser Vorhaben.
Also musste ein Plan her, wie wir an derartige Steine kommen könnten. Es sollten ja keine kleinen Feldsteine sein … Nein, ganz im Gegenteil, je größer, desto besser für unseren Findlingshof. So sind wir dann sonntags in die Heide gefahren, um uns nach Findlingen umzuschauen. Wir haben bei den Bauern angefragt und bekamen auf diese Weise die ersten großen Steine zusammengetragen.

Nur mit dem Abholen war es nicht ganz einfach. Es fehlte uns das entsprechende Fahrzeug. Unser Freund, der Steinmetz konnte für die erste Zeit das Fahrzeug von seinem eigenen Betrieb nehmen. Der Lkw hatte einen Kran und konnte einiges an Gewicht laden.
Es war zwar nicht immer leicht, die Steine bis auf unseren Hof zu transportieren, aber mit Zeit, Technik und Geduld hat das recht gut funktioniert. Irgendwann hatte der alte Lkw einen Platten, genau auf der Autobahn Richtung nach Hause. Die Ursache war, dass der Wagen vollkommen überladen war. Da unsere Männer Angst hatten, die Polizei könnte merken, dass das der Grund dafür war, wurden in Windeseile einige Findlinge abgeladen und in der Böschung versteckt.
Ich glaube, da liegen sie auch nach 25 Jahren immer noch. Das Abholen war nicht mehr möglich.
Die Suche nach den begehrten Steinen führte uns zu unseren

damaligen Freunden in der ehemaligen DDR. Der Bürgermeister des kleinen Ortes dort war von der Sammelleidenschaft für Findlinge genauso begeistert wie wir.
Da der Boden dort einiges an Endmoränen abwarf, hatte er eine erhebliche Sammlung von Findlingen jeglicher Größe zusammengetragen. Wir konnten ihn davon überzeugen, einige seiner Steine an uns zu verkaufen. Und so bekamen wir nach kurzen Verhandlungen die Steine bis auf den Hof nach Hause geliefert. Bei Bedarf konnten wir jederzeit nachordern.

Als eines Tages wieder eine Ladung Steine bei uns abgekippt wurde, ist leider unser Schäferhund Rex unter die Ladung gelaufen und bekam einen Stein auf seinen Kopf. Das überlebte er nicht. Der Opa hatte den Hund gleich begraben, damit die Kinder, die zu dem Zeitpunkt noch in der Schule waren, das nicht sehen mussten. Sie waren natürlich sehr traurig, nachdem sie davon erfahren hatten.

Da es mit der Vermarktung über die Steinmetze und private Kunden ganz gut lief, mussten wir unser Geschäft als selbstständige Unternehmer anmelden. Das war kein Problem. Zu dem Zeitpunkt war ich als Hausfrau und Mutter mit der Erziehung der Kinder voll beschäftigt und somit zu Haus.

Deshalb wurde die Firma auf meinen Namen angemeldet. Der „Findlingshof" hatte nun seine offizielle Berechtigung.

Unser Kundenkreis wurde deutlich größer. Wir mussten sogar einige Findlinge bis weit über die Grenzen unserer Umgebung liefern. Sogar der Gärtner des damaligen Bundesministers von Niedersachsen, Albrecht, hatte Steine für die Gartenanlage seines Chefs bei uns bestellt, ein großes parkähnliches Anwesen wurde mit den Findlingen vom „Findlingshof" verschönert.

Eines Tages wurde das Frauenmagazin „Bella“ auf uns aufmerksam. Es startete gerade eine Kampagne in der Zeitung mit dem Titel: „Frauen in ungewöhnlichen Berufen!“
Na klar, der „Findlingshof“ wurde ja unter meinen Namen geführt.

Ein Reporter meldete sich bei uns an, um darüber in der Zeitschrift zu berichten. Nachdem der Termin feststand, mussten jede Menge Vorbereitungen getroffen werden.
Dazu benötigten wir, meine Freundin Gudrun und ich, wir führten offiziell das Geschäft gemeinsam, die Hilfe unserer Ehemänner. Denn die körperlich schwere Arbeit wurde immer von den Gatten erledigt. Das brauchte aber in diesem Fall niemand zu wissen.

Der Lkw wurde mit verschiedenen Steinen beladen, ein Stein hing noch in den Seilen, als die Fotos für die Serie gemacht wurden. Gudrun saß am Steuer des Lastwagens und ich bediente die Fernbedienung für den Kran.
Auf den Fotos sah es sehr authentisch aus, wie profihaft wir Frauen mit den Findlingen umgingen. Einige Bilder aus der Ausstellung unserer Steine wurden gemacht, damit der „Findlingshof“ gut zur Geltung kam. In der Zeitung sah der Leser von den gestellten Bildern natürlich nichts. Auch der Bericht wies nicht darauf hin, dass die eigentliche Arbeit von unseren Ehemännern gemacht wurde.

Nun war unser Geschäft mit den Steinen weit über die Grenzen bekannt. Dadurch hatten wir die Möglichkeit, noch mehr Steine zu verkaufen.
Sogar einige Steinmetze kauften für verschiedene Grabstellen Steine von uns.

14 Weihnachtsmarkt

Unser „Findlingshof“ entwickelte sich bald zu einem Besuchermagneten. Durch die regelmäßigen Ausstellungen in meinem Atelier und die vielen Findlinge drum herum war es für viele Besucher ein schönes Ausflugsziel.
Die Reporterin der hiesigen Tageszeitung hatte sehr häufig positive Berichte über uns veröffentlicht. Dafür war ich ihr immer sehr dankbar.

Da es auf dem Hof immer sehr idyllisch war, kamen wir eines Tages auf die Idee, einen kleinen Weihnachtsmarkt zu organisieren. Mithilfe des Ortsvorstehers konnten wir unsere Idee umsetzen. Es wurden Aussteller eingeladen, die Kunsthandwerk anboten. Wir organisierten Bratwurst und Glühwein sowie diverse andere Getränke. In der großen Diele des Bauernhauses wurde die Kaffeestube eingerichtet, die unter Mitwirkung aller Aussteller und den Familienmitgliedern betrieben wurde.

Die Besucher ließen nicht lange auf sich warten. Es war ein reger Andrang vor den Ständen. Essen und Trinken wurden sehr gut angenommen, und die Kaffeestube wurde zu einem beliebten Treffpunkt. Draußen wurde bereits alles wieder abgebaut, als die letzten Gäste noch gemütlich in der Kaffeestube saßen.

Allen hat es sehr viel Spaß gemacht und die Idee zur nächsten Aktion im Frühling wurde schon geplant. Es sollte ein Ostermarkt veranstaltet werden. Auch dieser Markt wurde sehr gut von den Besuchern angenommen. Später wurde daraus eine feste Einrichtung für unser kleines Dorf.

Irgendwann war dann wieder Schluss damit, da sich die Arbeit, die damit verbunden war, nicht mehr gelohnt hatte. Auch unsere Helfer konnten wir nicht ohne Bezahlung weiter beschäftigen. Außerdem entstanden plötzlich in jeder kleinen Gemeinde Märkte dieser Art. Einige haben sich über die vielen Jahre gehalten. Doch auch hier merkt man, dass die Besucherzahl zurückgeht und der Aufwand die Kosten nicht einbringt.

Eigentlich sehr schade, denn ich war von unserem Konzept sehr überzeugt.
Aber auf eine Mehrheit in der Familie war nicht zu hoffen.

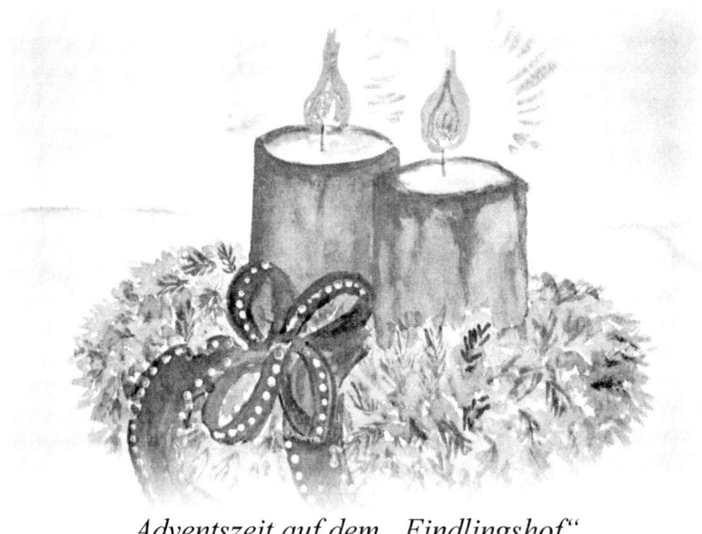

Adventszeit auf dem „Findlingshof"

15 Der Ausbau (Wohnungen sind entstanden)

Zu unserem Bauernhof gehörte eine große Scheune, in der zu früheren Zeiten die Kühe gehalten wurden. Dieses große Gebäude stand seit Jahren leer. Wir kamen zu dem Schluss, dass dort wieder Leben einziehen sollte. Das heißt, wir wollten die Scheune für 2 Wohnungen ausbauen.

Es wurde ein Architekt beauftragt, eine Zeichnung zu machen und einen Bauantrag zu stellen. Eine Wohnung sollte über 2 Etagen entstehen und eine ebenerdige Wohnung sollte gebaut werden. Durch die vielen Leute, die wir kannten, wurde das Unternehmen in Eigenleistung mithilfe von Freunden und Bekannten angefangen. Jede freie Minute wurde gebaut. Ich hatte zu der Zeit eine Arbeitsstelle in der ambulanten Pflege, sodass ich immer gegen 10 Uhr morgens wieder zu Hause war.
Den Sommer über hatten wir dann polnische Handwerker bei uns. Für alle Helfer konnte ich mithilfe meiner Schwester, die auch gerade bei uns war, das Frühstück für die Handwerker bereiten.

Der Ausbau der Scheune ging gut voran.
Innerhalb eines Jahres waren die Wohnungen bezugsfertig. Noch im Rohbau kamen die ersten Anfragen für die kleine Wohnung.

Eine junge Frau wurde unsere erste Mieterin. Ich kannte die Dame nicht. Mein Mann hatte ihr die Wohnung versprochen. Ich war darüber nicht gerade erfreut. Ein Anflug von Eifersucht machte sich in mir breit. Das kannte ich vorher überhaupt nicht. Es stellte sich aber heraus, dass die junge Frau sehr nett war und ich mir keinen Sorgen zu machen brauchte. Ganz das

Gegenteil war der Fall.

Wir entwickelten eine freundschaftliche Nachbarschaft und respektierten unsere Bedürfnisse gegenseitig.

In die große Wohnung sind wir nach langen Verzögerungen selber eingezogen. Es mussten noch Arbeiten erledigt werden, die Christian sich vorgenommen hatte, doch dazu kam es leider nicht mehr.

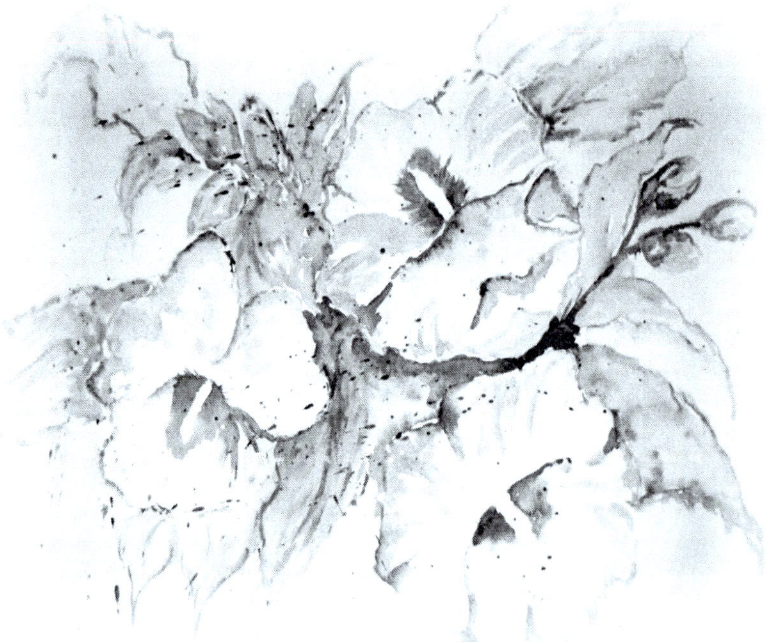

Blauer Hibiskus

16 Christian

Mein Sohn war immer sehr dafür, neue Dinge zu entdecken und für jedes Abenteuer zu haben. Eine seiner großen Leidenschaften war das Reisen, wie bereits erwähnt.

Eines Tages, so mit etwa 13 Jahren, kam er auf die Idee, allein zu verreisen. Er wollte seine Tante in Gelsenkirchen besuchen. Von der Möglichkeit, mit der Mitfahrerzentrale zu verreisen, hatte er durch irgendjemanden erfahren. Die Idee ließ ihn nicht mehr los.

Ich hatte große Sorge, ihn allein reisen zu lassen. Und ohne ein bestimmtes Ziel sowieso nicht. Das hätte ich ihm niemals erlaubt. Um mit dieser Planung beginnen zu können, wurde erst einmal ein großer Wanderrucksack gekauft. Bei Karstadt Sport wurde er fündig. Und dann wurden Nägel mit Köpfen gemacht. Als Erstes mussten wir bei der Mitfahrerzentrale in Braunschweig Erkundigungen einholen. Wir hatten ja keine Ahnung, wie das so funktionieren soll mit der Mitfahrerzentrale.

Also, es ist folgendermaßen, erklärte uns die nette Dame am Telefon. Als Erstes muss ein Einverständnis der Eltern vorliegen, wenn minderjährige Kinder verreisen möchten. Dann werden die Kosten, die sich in unserem Fall auf 30 D-Mark beliefen auf das Konto der Zentrale eingezahlt.
Dadurch waren die Reisenden über die Zentrale versichert.

Der Mitfahrer wird sich mit dem Fahrer verabreden, um einen Ort zum Zusteigen zu vereinbaren.
Dieser Ort ist immer in der Nähe eines Bahnhofs. Dazu verpflichtet sich der Fahrer. Das sind die Bedingungen bei der Mitfahrerzentrale.

Für Christian war nun klar, alles kein Problem, das mache ich! … Die Fahrt nach Gelsenkirchen konnte losgehen. Das sah ich anders. Ich hatte große Sorge, ob das alles so klappt. Mit fremden Menschen zu fahren, war schon immer ein großes Risiko und alle hatten davor gewarnt. Aber über die Mitfahrerzentrale gab es keine Probleme. Alle Fahrer, die dort gemeldet sind, seien absolut zuverlässig und hätten schon viel Erfahrungen mit der Zentrale und den Fahrgästen, hieß es.

Dann ging für Christian eine Abenteuerreise los. Meine Schwester wusste, wann er in Gelsenkirchen ankam und er wurde am Bahnhof von ihr abgeholt. Sie versprach, mich sofort anzurufen, wenn sie ihn in Empfang nahm. Das hat sie auch gemacht. Und ich war heilfroh, dass er gut und unversehrt angekommen war. Die Rückreise musste er dann aber mit dem Zug machen. Nach einer Woche Urlaub bei der Tante kam er wieder gut zu Hause an. Als ich ihn vom Bahnhof abholen wollte, kam er mir schon mit seinem großen Rucksack entgegen. Ich war froh.
Er hatte einen früheren Zug genommen, als vereinbart wurde. Auf diese Art hat mein Sohn noch eine Reise nach Berlin und eine in den Schwarzwald zu meinen anderen Schwestern unternommen.

Wie ich schon im vorderen Teil der Geschichte geschrieben habe, liebte unser Christian das Verkaufen auf den Flohmärkten. Zudem war er sehr für technische Dinge zu begeistern. Angetan hatten es ihm die neuen Satelliten-Anlagen, die für den erweiterten Empfang der Fernsehprogramme überall angeboten wurden und bereits auf vielen Dächern der Häuser installiert wurden.

Die Bastelei mit Fernsehern und Videoanlagen begeisterte ihn schon als Konfirmanden. Von seinem ersten Geld nach der

Konfirmation kaufte er sich einen Tag später bereits die erste Videoanlage.

Ich hatte dazu keine Zeit an dem Tag. Also wurde die Hilfe der besten Freundin von Mama in Anspruch genommen. Sie ist mit dem Jungen losgefahren, um die begehrte Videoanlage zu kaufen. Mein Sohn duldete keinen Aufschub bis zum nächsten Tag. Die Anlage musste her.

Glücklich über die neue Errungenschaft, wollte er natürlich auch sofort Filme ausleihen, die er sich anschauen wollte. Das ging aber nicht ohne Weiteres. Er brauchte dazu die Einwilligung der Eltern, um überhaupt eine Mitgliedskarte zu bekommen. Diesmal musste er sich gedulden, denn erst nach meiner Arbeit am nächsten Tag sind wir in die Videothek gefahren.
Ich übernahm die Mitgliedschaft in der Videothek. Dann konnte der Junge endlich Filme ausleihen und sein Videogerät nutzen, welches er auch sofort an seinem Fernseher angeschlossen hatte.

Christians größter Kummer war aber, dass er erst 16 Jahre alt war und dadurch nur mit seinem Mofa zu seinen Freunden und angehenden Kunden gelangen konnte. Er wollte bei so vielen Leuten wie möglich eine Satellitenanlage installieren. Die Technik dafür hatte er sich gut angeeignet und bei uns zu Hause und einigen Freunden bewiesen. Auf seinem Mofa konnte er immer nur eine Anlage transportieren.

Die Jahre bis zu seinem 18. Geburtstag verbrachte er an den Wochenenden oft auf Flohmärkten. Das Geld für seinen Führerschein, den er sehnsüchtig erwartete, hatte er sich zusammengespart. Er war sehr ehrgeizig und bestand die Führerscheinprüfung kurz vor seinem 18. Geburtstag. Nur abholen durfte er das begehrte Papier erst eine Woche nach der Prüfung.

Eine harte Geduldsprobe mal wieder für den Jungen. Er konnte es kaum abwarten, um in das große Geschäft mit all seinen Möglichkeiten einzusteigen.

Als der Tag seines Geburtstags kam, war der Junge nicht mehr zu halten. Also mit Mama hin zur Fahrschule, den Führerschein abholen! … Die erste Fahrt mit meinem Auto werde ich im ganzen Leben nicht vergessen.

Sein Ziel sollte die nächstgrößere Stadt werden.

Ich hatte große Angst und Sorge, wie wahrscheinlich alle Mütter, dass er die Herausforderung nicht meistern könnte. Sein Ziel war das große Parkhaus mit vielen Etagen, die immer nur im Kreis zu fahren waren. Angekommen im 10. Stockwerk, war ich einem Nervenzusammenbruch nahe. Er musste sofort wieder zurück nach Hause fahren, um mich dort abzusetzen. Den Rest des Tages konnte er das Auto nach eigenen Vorstellungen benutzen. Aber ohne mich. Ich habe schon immer den Mut von meinem Sohn bewundert und war trotz aller Ängste auch richtig stolz auf ihn.

Christian liebte schon immer das Extreme. Eines Tages hatte er sich in den Kopf gesetzt, ein Werbeplakat als Tapete an die Wand in seinem Zimmer zu kleben. (Damals war er so 14 oder 15 Jahre alt.) Er hatte das Plakat in unserem Dorf auf einer riesigen Werbetafel gesehen und fand das so toll, dass er es auch unbedingt haben wollte. Nur woher er das Plakat bekommen sollte, war ihm noch nicht klar. Aber letztendlich mal wieder eine Herausforderung für ihn. Auf dem Plakat im Dorf fand er die Adresse einer Braunschweiger Firma. Er rief dort an, um sich zu erkundigen, wo er das begehrte Plakat für seine Wand bekommen könne. Und ob es für seinen Geldbeutel erschwinglich war.

Es sollte auch nicht irgendein Plakat sein, nein … Seinen Vorstellungen nach sollte es genauso groß wie die Wand sein und das Motiv einer Zigarettenwerbung mit Kamel und weiten Landschaften haben, die Freiheit und Unabhängigkeit ausstrahlten. Nun, bei seinem Geschick fürs Geschäftliche hatte er keine große Mühe, die Firma zu überzeugen, ihm das Plakat zu verkaufen. Ein paar Tage später konnte er das Plakat in Empfang nehmen. Es wurde ihm als Paket zugesandt. Das Geld dafür hat er danach hingeschickt.

Christian verlor keine Zeit mit der Renovierung seines Zimmers. Alte Tapete runter … Plakat rauf! Endlich hatte er eine Wand in seinem Zimmer, wo er täglich den Wunsch nach Freiheit und Abenteuer nachträumen konnte. Das Zimmer war sein ganzer Stolz.

17 Party bei Christian

Nachdem Christian sein Zimmer so schön renoviert hatte, sollte es natürlich auch gebührend mit einer Party eingeweiht werden. Er plante mit seinen Freunden eine Silvesterparty. Seine Vorstellungen konnten wir ihm als Eltern aber nicht erlauben. Er wollte Alkohol kaufen sowie jede Menge Feuerwerkskörper. Und das mit 15, fast 16 Jahren. Aber der Junge gab natürlich nicht nach. Der Alkohol blieb verboten, aber für einige Feuerwerkskörper konnte er mich überreden. Nur durfte er selber keine kaufen, dazu war er zu jung. Im Nachbarort gab es eine Drogerie. Dort sind wir hingefahren, um uns beraten zu lassen und das entsprechende Zündmaterial für die Party zu kaufen. Damals waren die China-Böller der absolute Renner. Davon und einige Raketen konnte er sich aussuchen, aber mit dem Kompromiss, dass er die Hälfte der Kosten für „Brot für die Welt" spenden sollte. Der kluge Drogist hatte an der Kasse eine Spendendose aufgestellt. Das gefiel meinem Spross überhaupt nicht, aber es blieb ihm nichts anderes übrig, wenn er eine Silvesterfeier mit Feuerwerk veranstalten wollte. Da nützte kein Gejammer, er musste die Dose füllen.

Etwas Sekt und ein paar Flaschen Bier erlaubte ich ihm.
Beim Gedanken an diese Feier war ich schon ganz krank, denn wir selber wollten an dem Abend zu einer Silvesterfeier in unserem Dorfgemeinschaftshaus gehen und mit unseren Freunden dort feiern. Am liebsten wäre ich zu Haus geblieben, um die Bande unter Kontrolle zu haben. Mir war ganz flau im Magen, als wir dann losgingen.
Die Geschwister wurden zur Oma verfrachtet, als die Freunde dann eintrafen. Da wir in einem Haus mit den Großeltern lebten, hielten die beiden es nicht lange dort aus. Bei Oma war es langweilig und bei Christian war Partystimmung.

Knabbereien brachten seine Gäste mit und ich hatte für das Essen gesorgt. Aber im Nachhinein stellte sich heraus, dass auch noch einige Flaschen Alkohol mit auf die Party gebracht wurden.

Als es Mitternacht wurde, bin ich mit meinem Mann nach Hause gegangen, ich hatte keine Ruhe für die eigene Party.

Die Sorge war berechtigt. Als wir unsere Straße einsehen konnten, haben wir die Katastrophe bereits gesehen. Mitten auf der Straße standen die Party-Gäste und waren laut am Feiern. Christian hatte gerade eine Sektflasche in der Hand, die im hohen Bogen in die Luft geschleudert wurde. Natürlich noch voll! … Genauso wie mein Sohn!
Zentimeterdick lag die Straße mit den Resten vom Feuerwerk bestreut. Leere Flaschen und jede Menge Glasscherben, sowie betrunkene Jugendliche fanden wir auf der Straße vor. So etwas hatte ich noch nicht erlebt. Nun hieß es, Nerven bewahren! Erst mal die Bande ins Haus schaffen und die Party mit sofortiger Wirkung beenden. Die Freunde, die zu Fuß bei uns waren, wurden nach Hause geschickt. Die anderen Freunde sollten bei uns übernachten. Aber für unseren Christian war die Nachtruhe noch nicht angebrochen. Er musste noch die Straße fegen. Nur einer seiner vielen Freunde hatte sich bereit erklärt zu helfen. Die anderen mussten ihren Rausch ausschlafen. Als die Straße wieder befahrbar war, durfte er auch ins Bett gehen.

Aber am Neujahrsmorgen war die Katastrophe beseitigt. Und auch die Schäden hielten sich in Grenzen, denn es ist niemand zu Schaden gekommen. Nur die Folgen des zu vielen Alkohols hielten den ganzen Tag an. Für Christian und seine Freunde war die Party ein voller Erfolg und keineswegs ein Grund zur Klage. Als Erwachsener sieht man die Sache natürlich anders.
Unseren Plan, zu meiner Mutter zum Geburtstag zu fahren,

konnten wir für diesen Tag begraben.

Und aus der Sicht von Christians erfolgreicher Silvesterparty hatte sich auch eine erste große Liebe eingestellt. Eine Schulfreundin aus dem Nachbarort war seine Auserwählte.

Jede freie Minute waren die beiden seitdem zusammen und gingen am Nachmittag schon Hand in Hand durch das Dorf spazieren.

Man hatte den Eindruck, dass alle Leute an dem jungen Glück teilhaben sollten. Diese Liebe hielt aber doch nicht so lange an, aber für die jungen Leute war es wohl eine wichtige Erfahrung. Die Beziehung blieb weiterhin sehr freundschaftlich. Schließlich gingen die beiden in dieselbe Klasse. Christian mochte sie immer noch sehr gern, wie er mir irgendwann mal anvertraute.

Drei Wochen nach diesem Ereignis zu Silvester stand der Geburtstag von meinem Sprössling an. Und tatsächlich hatte er wieder die Idee, so eine Party wie an Silvester zu veranstalten. Das konnten wir ihm aber ausreden. Als Kompromiss durfte er seine Party im Sommer im Freien nachholen.
Als der Zeitpunkt günstig war, hatte er seine gesamte Klasse, seine vielen Freunde und noch jede Menge Leute mehr eingeladen … Heute würde man das ein „Flashmob“ nennen!
Diese Party wurde ein sehr schöner Erfolg. Niemand ist ausgerastet. Niemand hat zu viel getrunken. Wir als Eltern hatten dieses Ereignis mitgestaltet und überwacht.
Als wir die vielen Fahrräder auf dem Hof gezählt hatten, kamen wir auf 60 Räder. Unfassbar! Jeder hatte wohl noch Freunde mitgebracht, denn so viele Leute wurden mit Sicherheit nicht eingeladen. Die Gäste brachten zum Teil ihre Zelte mit, um bei uns im Garten zu übernachten. Das war ganz nach dem Geschmack von Christian. Der Anblick am nächsten Mor-

gen in unserm Garten war so rührend schön. Alles war geordnet. Sogar die Terrasse war mit Schlafsäcken und deren Besitzern belegt.
Nach einem ordentlichen Frühstück wurde der 16. Geburtstag von Christian beendet. Eine Feier dieser Größenordnung hat danach nie wieder stattgefunden. Langsam kam der Junge dahinter, dass alles auch sehr viel Geld kostete.
Da ihn der Ehrgeiz aber nicht losließ, hat er seine Flohmarkt-Geschäfte an jedem möglichen Wochenende in Braunschweig veranstaltet. Inzwischen wuchs sein Sortiment an Artikeln so an, dass er bei jedem Flohmarkt eine ausreichende „Beute" mitbrachte. Der Flohmarkt nahm einen immer größer werdenden Stellenwert in seinem Leben ein. Er erkannte schnell, dass er immer mehr Geld in seiner Tasche hatte, im Gegensatz zu seinen Freunden.
Sein Leben wurde zu einem … „On the road again!"

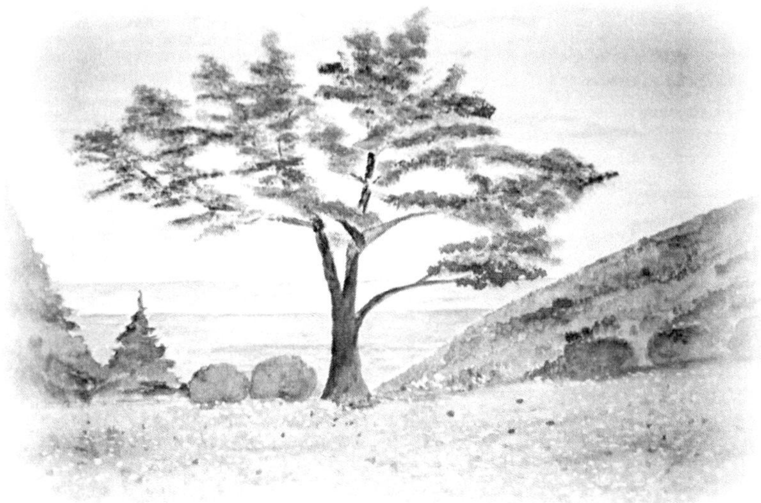

In der Rhön

18 Ausbildung

Nach seinen Realschulabschluss begann Christian seine Ausbildung zum Anlagen-Elektroniker im Stahlwerk in unserer Kreisstadt. Das dort verdiente Geld sparte er für sein erstes Auto, genauso wie seine Einnahmen aus den Flohmarkt-Geschäften. Das war ihm so wichtig, endlich unabhängig zu sein.

Sein Onkel in Berlin hat dem Jungen viel über die Satellitentechnik beigebracht. So konnte er viel selber machen, sogar an die Reparaturen hatte er sich gewagt. Dieses Hobby ist ihm später immer wieder zugutegekommen, wenn er es gebraucht hatte. Die Leidenschaft für solche Techniken hatte er schon früh entdeckt.

Das passte auch gut zu seinem Berufswunsch. Mit der Elektrotechnik konnte er auch bei seinem Hobby, der Satellitentechnik, viel vereinbaren.
Er bestand die Prüfung ohne Probleme, aber danach sollte er zum Wehrdienst. Das wollte er aber nicht. Dazu später mehr.

Das erste Auto

Nach seinem 18. Geburtstag wollte mein Sohn natürlich auch ein eigenes Auto haben. Er kaufte sich mit Unterstützung der Eltern einen gebrauchten Golf. Sein ganzer Stolz. Endlich unabhängig zu sein, war ihm so wichtig. Das war nicht nur für seine Flohmarkt-Geschäfte gut, die Freizeitgestaltung nahm von da an auch andere Formen an.

Da er ja bekanntlich nicht gerne zu Hause war, blieb es nicht aus, in die Ferne zu schweifen. Das reizte ihn ja schon immer. Er wollte an einem Winterabend mit viel Schnee in eine Diskothek fahren. Es sollte aber keine in der Nähe sein, nein, es sollte eine Diskothek in Halberstadt sein. Sein Freund war genau so begeistert wie er. Dass uns das als Eltern nicht gefiel, hat ihn überhaupt nicht interessiert.

Unsere Bedenken wurden in den Wind geschlagen. Außerdem waren die Mädchen in dem kürzlich zuvor geöffneten Osten Deutschlands viel interessanter.
Sie sind losgefahren, um dort etwas Neues zu erleben. In seiner Euphorie für das Neue und Unbekannte war ihm auch das Wetter ziemlich egal. Es hatte gerade frisch geschneit und es war nebelig auf den Straßen.

Mein Verbot und mein Bitten, doch lieber zu Hause oder wenigstens in der Nähe zu bleiben, blieben erfolglos. Er sagte nur immer: „Ach du mit deiner Angst. Es wird schon alles gut gehen."

Er ließ sich von nichts und niemandem seine Pläne verbieten. Das war schon immer sein Problem. Er musste immer seinen Kopf durchsetzen. Trotz meines Verbotes fuhren sie die 100 Kilometer, nur um ein paar Stunden Vergnügen zu haben. Der Weg führte zu allem Überfluss noch durch den tiefverschneiten Harz.
Aber die Katastrophe nahm ihren Lauf.
Mitten in der Nacht klingelte bei uns das Telefon. Ich wusste sofort, es ist etwas passiert. Ziemlich aufgelöst und den Tränen nahe meldete sich mein Spross. Es hatte einen Zusammenstoß mit einem Lkw-Fahrer gegeben. Sein Auto hatte einen Totalschaden erlitten. Es wurde Gott sei Dank niemand verletzt. Die Jungen blieben unversehrt und hatten einen Schock. Dem Lkw-Fahrer ist auch nichts passiert.

Ich war sehr erleichtert darüber. Doch dann bekam ich eine solche Wut auf diesen Dickschädel, dass wir als Eltern es ihm allein überließen, wieder nach Hause zu gelangen. Christian wollte aber auf gar keinen Fall sein Auto irgendwo stehen lassen. Unter keinen Umständen!

Schließlich befand er sich ja noch im Osten Deutschlands und man weiß ja nie, so seine Ansicht, ob etwas gestohlen wird.
Er konnte uns nicht überreden, ihn und seinen Freund von dort abzuholen. Ich wäre auch bei Tageslicht bei diesem Wetter nicht durch den Harz gefahren. 100 Kilometer von zu Hause entfernt.
Also musste er sich selber etwas einfallen lassen, wie er aus diesem Dilemma wieder herauskommt.
Da wir im ADAC waren, konnte ich ihm die Mitgliedsnummer durchgeben. Vielleicht hatte er Glück, am Sonntagmorgen im Osten einen Abschleppwagen zu organisieren. Und Glück hatte er tatsächlich. Er wurde mit dem Freund und seinem kaputten Auto direkt bis auf unseren Hof geschleppt.

Durchgefroren und sehr müde klingelte er dann um 7 Uhr morgens bei uns an der Haustür. Erst mal schlafen, denn der Katzenjammer ließ nicht lange auf sich warten. Das hatte er nun von seinen Eskapaden … Ein kaputtes Auto und hundert D-Mark Kosten für den Abschleppdienst.

So eine Aktion hat er nie wieder gemacht. Und einen Unfall hatte er auch nicht mehr, obwohl er in seinem Leben viele tausend Kilometer gefahren ist.

Nun war guter Rat teuer, es musste ein neues Auto her. Er wollte auf jeden Fall seine Flohmarkt-Geschäfte weiter betreiben. Das hatte Priorität für den Bengel. Da sein Pkw ihm sowieso für diesen Zweck zu klein war, überlegte er nicht lange und

kaufte sich einen alten VW-Bus. Nun konnte er viel besser seine Utensilien für seine Geschäfte transportieren.
Inzwischen hatte sich sein Sortiment auf vielerlei Elektroartikel, alte Telefone und diverse Satellitenanlagen erweitert. Der Kleinkram war aber auch mehr geworden.
Zu Hause hatte er sich einen alten Schuppen als Warenlager hergerichtet. So konnte er alles übersichtlich verstauen.

Die Kontakte zu seinen Freunden hatte er mittlerweile auf die Wochentage verlagert, da er jedes Wochenende mit den verschiedenen Flohmärkten ausgebucht war.

Die Geschäfte hatten für Christian einen absolut großen Stellenwert angenommen.
Für die Feten bei seinen Freunden hatte er keine Zeit mehr. Er war in dieser Hinsicht sehr zwiespältig, denn die Freunde waren ihm auch wichtig.
Deshalb wurde zu Pfingsten ein Zeltlager in einem Vorort von Peine organisiert, um das ortsansässige Schützenfest ordentlich mitfeiern zu können. Autofahren brauchte danach niemand. Das war für uns Eltern auch immer wichtig zu wissen, dass keiner alkoholisiert mit dem Auto unterwegs war.
Wie der Alkohol auf ihn wirkt, das hatte er bereits zu früherer Zeit bei der Silvesterparty ausprobiert. Mit dem Zigarettenrauchen hat er gar nicht erst angefangen. Dazu war er zu geizig. Später hat er gar keinen Alkohol mehr getrunken. Darüber waren wir sehr froh.
Für Christian waren die Geschäfte die wichtigste Beschäftigung.

Nach seiner Ausbildung zum Anlagenelektroniker wurde er leider von seiner Firma nicht übernommen. Er musste sich bis zur Einbeziehung zum Wehrdienst für ein halbes Jahr eine andere Arbeitsstelle suchen.

Die hat er nach kurzer Zeit in einer Brotfabrik gefunden. Dort hat er im Außendienst gearbeitet. Das Einrichten von neuen Bäckerei-Filialen und das Ausliefern der Waren hatte ihm großen Spaß gemacht.

Dadurch konnte er selbstständig arbeiten, was seinem Naturell sehr entgegen kam.

Doch dann kam der Bescheid von der Bundeswehr. Christian sollte zum Wehrdienst. Das war für meinen Jungen undenkbar. Auf keinen Fall wollte er Dienst an der Waffe machen. Selbst sich in der Weise irgendwo unterzuordnen, das kam für ihn nicht infrage. Es bahnte sich für ihn eine Katastrophe an. Nun war Handlungsbedarf angesagt. Er hatte von einer Adresse gehört, an die man sich in solchen Fällen wenden konnte, denn er wollte die totale Verweigerung durchsetzen. Dort sollten Papiere vorgelegt werden, aus denen hervorging, dass er für den Wehrdienst untauglich ist. Selbst die Kosten dafür hat er nicht gescheut.

Seine Mühe hatte sich insoweit gelohnt, dass er wenigstens Wehrersatzdienst machen konnte. Das totale Verweigern war für Christin nicht möglich. Selbst sein Chef hatte ihm bei der Durchsetzung seiner Pläne geholfen. Alles vergeblich. Nicht einmal ein Aufschub war zu erreichen.

Dabei hatte Christian noch großes Glück, denn er konnte seinen Zivildienst in der Elektrowerkstatt unseres Kreiskrankenhauses antreten. Er brauchte nur eine einzige Bewerbung zu schreiben. Die Stelle kam ihm sehr gelegen, denn er konnte in seinem Beruf bleiben. An den Wochenenden hatte er frei. Ein Glücksfall für Christian. Dadurch waren seine Flohmärkte weiterhin gesichert.

Diese hatten sich inzwischen zu einem einträglichen Geschäft entwickelt.

Die Arbeit im Krankenhaus hat ihm gut gefallen. Er hatte die Möglichkeit, in die OP-Räume zu gelangen und dort Reparaturen vorzunehmen.
Zu der Zeit wurde in jedes Krankenzimmer ein Fernseher an die Wand montiert. Das war für Christian die beste Arbeit. Er war sehr beliebt und hatte viel Kontakt zu den Menschen.

Seine Arbeitszeit war nur immer von montags bis donnerstags. In der freien Zeit war er mit dem Verkaufen seiner Waren auf den Flohmärkten beschäftigt.

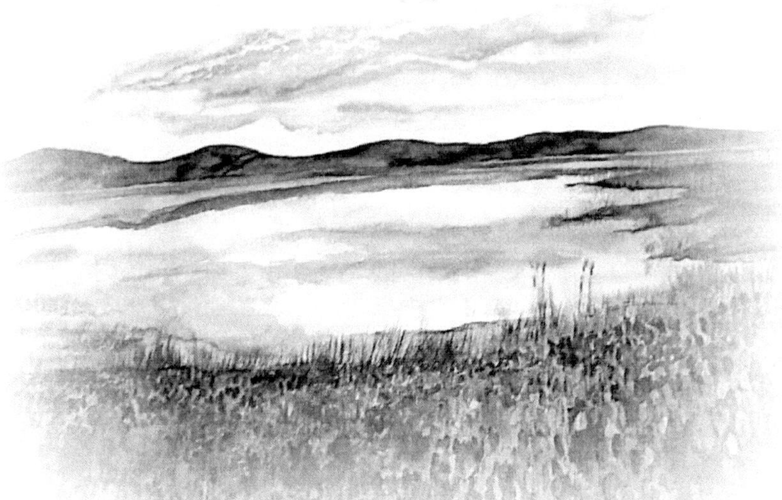

Fernweh

19 Die erste eigene Wohnung

Da Christian inzwischen einiges an Geld gespart hatte, wollte er nun bald eine eigene Wohnung haben. Wir hatten in unserem bäuerlichen Anwesen genug Potenzial. Er hatte sich den Dachboden ausgesucht, der sich für den Ausbau von Wohnraum hervorragend eignete. Hilfe bekam Christian von der Familie und den Freunden. Der Vater seines Freundes war Maurer von Beruf. Den konnte er für sein Vorhaben gewinnen. Geplant war zuerst, nur ein großes Zimmer zu errichten. Das wurde aber bald verworfen und eine ganze Wohnung geplant. Er bekam ein Bad, eine Küche und ein großes Zimmer. Die Elektroanlagen hat er selber eingebaut. Für alles andere wurden Freunde und Nachbarn mit eingespannt. Opa hat eine neue Treppe gebaut und die Holzfußböden verlegt, sowie die Deckenvertäfelung angebracht. Als Zimmermann hat er das sehr gerne für den Enkelsohn gemacht. Weitere Zimmer waren in der Planung, denn der Dachboden war sehr groß. Nach einigen Wochen konnte er sein neues Reich beziehen. Mit 19 Jahren hatte er bereits eine eigene Wohnung mit einem Durchgang in die elterliche Wohnung.

Ein Luxus, den seine Freunde nicht hatten. Aber dafür hat er auch jedes Wochenende in Hannover oder Braunschweig auf dem Flohmarkt gestanden und das verdiente Geld gespart.

Das Mobiliar besorgte sich mein Sohn gebraucht. Er war in seinen eigenen vier Wänden total glücklich und zufrieden.

Seine Lieblingsmusik von den „Ärzten“ konnte er hören, so oft und so laut es ihm gefiel. Freunde gingen bei ihm ein und aus. Er hatte immer für alle eine offene Tür, wenn sie ihn besuchen wollten.

Nur sein kleiner Bruder André war nicht so gern gesehen. Wahrscheinlich hatte er viel genervt und wollte bei allem dabei sein.

André schaffte es sogar, eines Tages mit einer Leiter über das Dach bis auf das schräge Fenster zu klettern, weil er unbedingt hinein wollte zu seinem Bruder. Dort saß er nun auf der Fensterscheibe und wartete darauf, von Christian hereingelassen zu werden.
Der ist vor Schreck fast in Ohnmacht gefallen, als er den Kleinen dort erwischt hatte.
Aber André war drin bei Christian. Doch danach durfte er gleich über die Treppe wieder in sein eigenes Zimmer zurückgehen.

Christian macht Urlaub (schon wieder)

Für meinen Sohn war es schon immer wichtig, in die Ferne zu schweifen und Urlaubspläne zu schmieden. Mit seinen Freunden plante er eine Reise nach Italien.

Es sollte auf einen Campingplatz an die Adria gehen. Mit dem VW-Bus, gepackt mit den nötigsten Sachen, fuhr die Gruppe los. Sie hatten viel Spaß miteinander. Es war viel los auf dem schönsten Campingplatz in der Nähe von Lido Adriano. Sie haben den Urlaub genossen, ohne den Einfluss der Eltern oder Betreuer der Zeltlager aus früherer Zeit. Mit der Familie waren wir bereits dort Urlaub machen. Dadurch kannte der Junge sich gut aus. Er hatte sowieso nie Scheu vor etwas Neuem. Gerade das Neue war für ihn immer eine Herausforderung.
Bald wurden neue Pläne geschmiedet.
Sie wollten noch weiter fahren nach Jugoslawien. Niemand fuhr zu der Zeit freiwillig nach Jugoslawien, denn es war gerade der Krieg dort in vollem Gange. Die Menschen dort mussten in ständiger Angst leben. Die Urlaubsgebiete waren zerschossen. Es war das reinste Chaos dort. Nur für unsere Jungs war

das gerade ein willkommenes Abenteuer.
Wir als Eltern hätten dieses Abenteuer niemals erlaubt. Aber leider haben wir erst später davon erfahren.
Die Rückreise ging aber noch weiter. Über München sind sie wieder nach Hause gekommen.

Vorher musste einer seiner Freunde aber in einer Klinik behandelt werden, da er sich beim Besuch einer Diskothek den Kiefer gebrochen hatte. Es gab eine große Keilerei zwischen den Jugendlichen.
Auf dem Weg nach Hause musste dem armen Jungen das Gesicht mit Eis gekühlt werden, damit er die Schmerzen einigermaßen ertragen konnte.
Dieser Urlaub war ein nie vergessenes Ereignis.

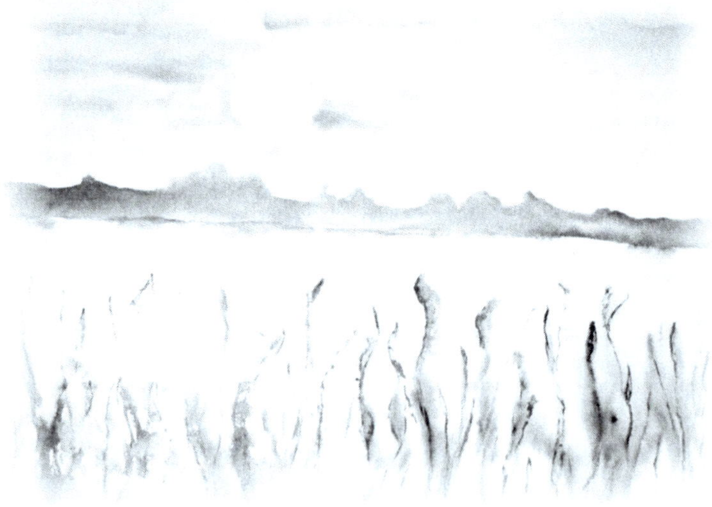

Am See

20 Christians große Liebe & Pool Party

Ein nettes junges Mädchen aus Leipzig hatte er kurz vor dem Urlaub mit seinen Freunden kennengelernt. Anke war in der Ausbildung zur Kieferorthopädie-Helferin. Es dauerte nicht lange, bis sie bei Christian ein und aus ging.
Sie wurde uns Eltern bei der offiziellen Eröffnung anlässlich unseres neu gebauten Swimmingpools vorgestellt.
Christian wollte mit seinem Freund die Bewirtung der Gäste übernehmen.
Anke stand den beiden dabei zu Seite und hatte geholfen, wo Hilfe nötig war.

Irgendwann später am Abend hatte auch die Bewirtung nicht mehr funktioniert, jedenfalls nicht für unsere Gäste. Die Jungs hatten sich selber versorgt. Sie saßen mit voller Montur im Pool und hatten dort Bier getrunken. Der Schwimmring diente als Sitz im Wasser. Auf diese Weise hatten sie die Nacht bis zum nächsten Morgen verbracht.
Die Party wurde von Christian und Ernie mit der Videokamera und dem Fotoapparat in Ton und Bild festgehalten.
Dank des Alkohols, den die Jungen natürlich auch getrunken hatten, waren am Ende der Feier wohl so etwa 500 Fotos entstanden. Für die heutige Zeit kein Problem … löschen, was nicht gebraucht wird. Zu der Zeit war das leider noch nicht möglich. Dadurch wurden wir einige Tage später mit dem Ergebnis aller Bilder und der dazugehörigen Rechnung von ungefähr 300 D-Mark konfrontiert. Mir war gar nicht bewusst, dass wir so viele Filme zur Verfügung hatten.

Leider mussten wir sehr viele Fotos wegwerfen, da sie total unbrauchbar waren. Wir waren richtig sauer, als uns die Rechnung präsentiert wurde.

Christian und sein Freund waren jedenfalls zufrieden und glücklich. Anke war schon frühzeitig schlafen gegangen. Den Katzenjammer der beiden musste sie am nächsten Tag aushalten.
Für uns war die Party, bis auf die Aktion mit den Fotos, ein gelungener Abend mit viel Spaß. Alle Freunde, die wir geladen hatten, waren begeistert von der Gartenfete.

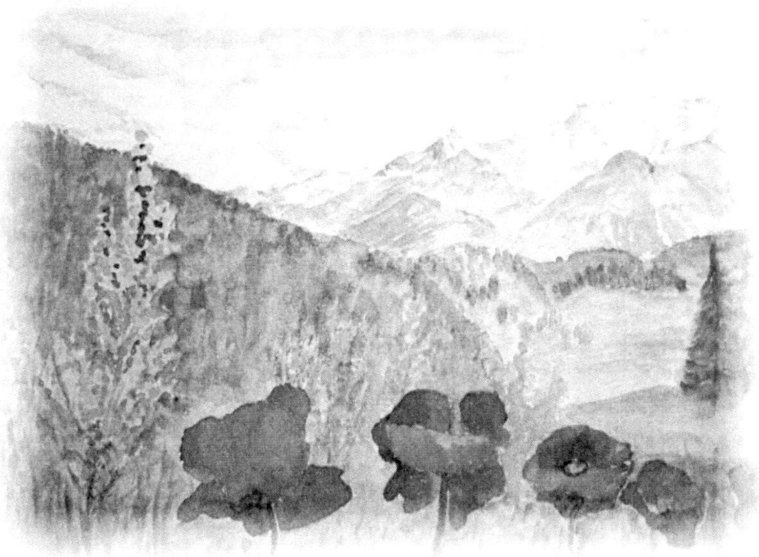

Im Gebirge

21 Simone

Als Christian 3 Jahre alt war, bekam ich eine Tochter. Sie ist wohlbehütet aufgewachsen in unserer kleinen Familie. Simone bekam noch nicht mit, dass es in der Ehe zwischen meinem Mann und mir heftig kriselte.
Das jedenfalls war mein Eindruck. Ich versuchte, die Kinder aus unseren Problemen herauszuhalten.

Simone sollte in den Kindergarten gehen, als sie drei Jahre alt war. Das erwies sich als äußerst problematisch. Sie wollte nicht von zu Hause weg und hat jeden Tag fürchterlich geweint, als ich wieder gegangen bin.

Ich erinnerte mich sofort an meine eigene Kindergartenzeit. Für mich war das die reinste Strafe, dort hingehen zu müssen.
Ich wollte jeden Tag weglaufen. Das wurde von den anderen Kindern verhindert, indem sie die Tür zuhielten. Sogar gegen die Heizung hat man mich geschubst, als ich wieder einmal weglaufen wollte. Die Narbe über dem Auge kann man immer noch sehen.

Meine eigenen Erlebnisse wollte ich meiner Tochter nicht antun. Sie sollte nicht die gleichen Strapazen erleben, die ich mit dem Besuch des Kindergartens hatte. Kurzerhand wurde sie wieder abgemeldet. Ein Jahr später war es für Simone kein Problem mehr. Sie ging danach sehr gerne in den Kindergarten. Wir bildeten eine Fahrgemeinschaft mit den anderen Eltern aus unserem Dorf. Auch die Kindergarten-Tante war von hier. Die Kinder kannten Tante Gretchen und liebten sie über alles. Jedes Ereignis wurde mit ihr besprochen. Auf diese Art hatte sie zu allen Familien einen guten Kontakt.

Die Freundschaften, die Simone seit der Kindergartenzeit hatte, zogen sich durch die gesamte Schulzeit. Teilweise bis zum heutigen Tag.

Auf dem Hof gab es immer viel zu tun. Obstbäume wurden auf einen frei gewordenen Acker angebaut. Frisches Obst für alle. Das war unserem Opa sehr wichtig. Er sorgte dafür, dass wir von jeder Sorte mehrere Bäume bekamen.
Und wie es früher so üblich war, durfte ich dann das Obst in Gläsern konservieren. Meistens trugen die Bäume so viel Obst, dass wir es selber nicht verbrauchen konnten. In unserem Dorf hatte jeder in seinem Garten eigene Obstbäume, sodass ich das reife Obst nicht einmal weiter verschenken konnte. Die Äpfel wurden an die Pferde verfüttert, nachdem wir genug zum Mosten für Saft abgegeben hatten. Und natürlich mussten auch die Kinder bei der Ernte helfen. Simone hat das gehasst.

Auch eine Tannenschonung wurde angepflanzt. Es sollten zur Weihnachtszeit Tannenbäume verkauft werden. Damit nicht nur das Unkraut zu sehen war, wurde auch tüchtig gejätet. Da sollten auch wieder die Kinder bei helfen. Aber das war wohl ihrer Meinung nach eine Strafarbeit und, wenn möglich, wurde diese Tätigkeiten mit Verabredungen mit den Freunden umgangen.

Und als wenn das nicht schon genug war, wurden im Sommer noch Felder mit Blumenkohl gezüchtet.

Auch Simone hatte sich bei der Jugendfeuerwehr in unserem Ort angemeldet. Wie alle ihre Freundinnen ging sie sehr gern zu den Veranstaltungen und Übungen. Das Zeltlager war auch für sie ein riesiges Ereignis einmal im Jahr. Darauf hat sie sich immer sehr gefreut, wenn es hieß, Koffer packen, wir fahren ins Zeltlager.
Leider durfte sie bei einem dieser Sommerlager nicht mitfah-

ren. Es sollte nach Frankreich ins Gemeindezeltlager gehen. Der Grund dafür war, dass sie (inzwischen etwas älter) geglaubt hatte, sie könne einfach über Nacht wegbleiben, ohne sich abzumelden. Sie war bei ihrer Freundin in der Wohngemeinschaft. Das Problem war aber, dass die Freundin sie verleugnete, als wir nach ihr suchten. Wir wussten nicht, wo das Kind geblieben war. Das ging zwei Tage so weiter, bis sie aus ihrem Versteck herauskam. Diese Aktion blieb für sie nicht ohne Folgen. Sie musste zu dem Jugendwart der Feuerwehr gehen und sich persönlich abmelden.

Es war ihr peinlich, sagen zu müssen, dass man sich nicht auf sie verlassen könne, und sie deshalb nicht mitfahren dürfte. Das war auch für mich eine bittere Erfahrung, aber der beste Weg, meiner Tochter Vernunft beizubringen.

Dieses Erlebnis kam mir aber aus meiner eigenen Jugend bekannt vor.
Nur meine Strafe viel etwas anders aus.

Aber auch sie war voller Tatendrang wie ihr großer Bruder und immer mit ihren Freundinnen und Freunden unterwegs. Ein beliebtes Ziel war eine Discothek ungefähr 15 Kilometer von zu Hause entfernt.

Dort sind sie mit einer Gruppe von Freunden jeden Samstag mit dem Fahrrad hingefahren. In der Gruppe war es kein großes Problem, den Weg zu fahren. Doch eines samstagnachts wollte sie allein nach Hause kommen. Sie rief aus einer Telefonzelle im Ort bei uns zu Hause an. Mit der Begründung, ihr Fahrrad sei kaputt und sie könne nicht mehr fahren, wollte sie abgeholt werden. Ich war so erschrocken darüber, dass sie den Weg allein durch den Wald zurücklegen wollte. Es war für mich keine Frage, sofort loszufahren und meine Tochter mit dem Auto abzuholen. Sie hatte allerdings keine Bedenken, den Weg allein zu fahren. Mir unverständlich. Das hätte ich mir nie getraut.

Simone, als mittleres Kind zwischen den Brüdern aufgewachsen, hat die Schule mit einem Hauptschulabschluss beendet. Sie wusste nicht so recht, wo der Weg nach der Schule sie hinführen sollte. Sie hatte eine Ausbildung in einem Gardinenfachgeschäft angefangen. Ihr Lehrherr hatte viel Geduld und ist jeden Morgen mit ihr die Tageszeitung durchgegangen, damit mein Kind das Geschehen um sie herum lernen konnte. Denn er hatte den Eindruck, dass das Mädchen etwas weltfremd in den Tag hineinblickte.

Nach einem Jahr hat Simone aber mit der Lehre aufgehört, weil sie erkannte, dass das nicht der richtige Beruf für sie war. Nun überlegte sie, eine Ausbildung beim Friseur zu machen. Schon nach 6 Wochen merkte sie, dass das eine Fehlentscheidung war. Nun war die Überlegung gereift, die Hauswirtschaftsschule zu besuchen.

Leider war schon Annahmeschluss und sie konnte erst ein Jahr später mit der Schule anfangen. Jetzt war guter Rat teuer. Was so lange machen?
Unsere Freundin, die Mutter von Christians bestem Freund, zögerte nicht lange und hat meine Tochter in ihrem Haushalt eingestellt. Sie war Hauswirtschaftsmeisterin. Ein Glücksfall für Simone. Sie hatte zwar Pflichten, die sie bei der täglichen Arbeit erledigen musste, aber in erster Linie auch viele Freiheiten. Und Simone hatte Vertrauen zu Tante Loni und Onkel Hermann. Das war zu dem Zeitpunkt viel wichtiger, als eine Ausbildung anzufangen.

Die Chefin wusste genau, wie sie mit Simone umzugehen hat-

te. Erstens kannten wir uns schon viele Jahre und zweitens war sie als kleines Kind schon immer gern und oft bei Tante Loni auf dem Bauernhof.
Zu ihren Aufgaben gehörte es auch, die Kühe zu versorgen und zu melken. Diese Arbeiten hat Simone auch sehr gern gemacht.

Die Milch wurde in einen großen Behälter gefüllt, der später von der Molkerei abgeholt wurde. Doch eines Tages war der Behälter leer. Welch eine Katastrophe. Die gesamte Milch war in den Gully gelaufen, weil der Behälter nicht richtig verschlossen war. Das war ein großer Schreck, und sie hatte etwas Angst, deswegen beschimpft zu werden. Doch die Reaktion vom Bauern war nur: „Ach Simone, das ist nicht so schlimm, das ist uns allen schon mal passiert.“ Die Erleichterung über die Reaktion von Onkel Hermann war riesengroß. So etwas passierte aber auch nicht noch einmal.

Nach einigem Hin und Her, was die Berufswahl betraf, hat Simone sich für die Ausbildung zur Erzieherin entschieden. Das war eine gute Entscheidung, die sie mit vollem Eifer durchgezogen hatte. Neben der Erzieherinnen-Schule in Braunschweig hat sie ihren Führerschein gemacht. Dazu brauchte es eine Menge Überzeugungsarbeit von mir. Sie sah die Notwendigkeit nicht ein. Doch da war ich hartnäckig und hab sie immer wieder zum Unterricht gebracht. Am Ende war sie aber dankbar dafür, denn sie wollte neben der Schule arbeiten und sich Geld verdienen. Simone entwickelte ganz viel Ehrgeiz und Fleiß. Sie wollte irgendwann nicht mehr zu Hause wohnen und hat sich in der Nähe des Bahnhofs eine kleine Wohnung gesucht. Unterstützt habe ich sie mit dem Befüllen ihres Kühlschranks und dem Kindergeld, was ihr während der Ausbildung noch zustand.

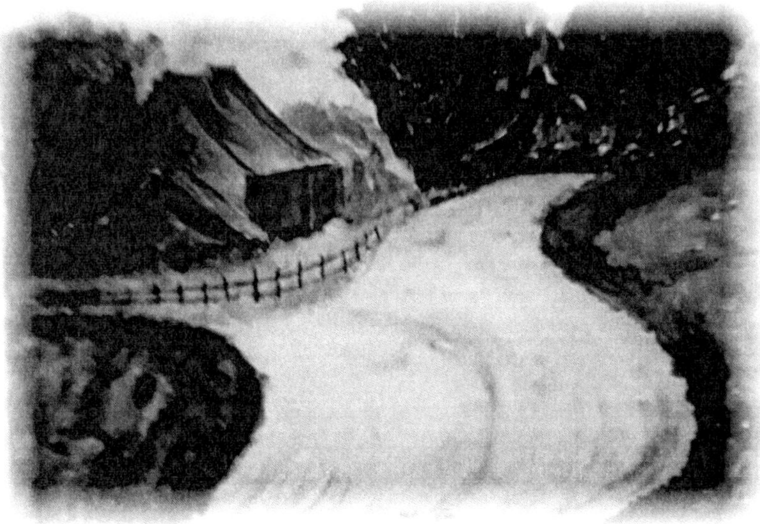

Im alten Dorf

Alles andere hat sie allein durch Dazuverdienst nach der Schule bewältigt. Sie ist bei jeder Gelegenheit in die Pizzeria „Pizza-Garten“ gegangen, um dort Pizza zu backen oder mit der Auslieferung der Pizzen ihr Geld zu verdienen. Diese Frauenpower dort gefiel ihr gut, denn es waren nur junge Frauen in der Pizzeria angestellt. Simone schaffte ihre Ausbildung und bekam sofort eine Arbeit in einem Kindergarten. Damit war sie endgültig nicht mehr abhängig von der Unterstützung von zu Haus.
Simone wurde bei der Gelegenheit gleich von Christian angeheuert, nachdem sie ihren Führerschein hatte, im Wohnmobil mit ihm auf die Flohmärkte zu fahren. Sogar durch London ist sie gefahren. So konnten sie sich abwechseln, während die Jungens am Duschen oder Schlafen waren. Obwohl dort Linksverkehr war, hat sie die Aufgabe gut gemeistert. Ich habe natürlich erst später von diesem Abenteuer erfahren. Das war auch gut so.

22 André

André ist sehr liebevoll inmitten unserer Großfamilie aufgewachsen. Er war 10 Jahre jünger als Christian. Simone war 7 Jahre alt, als André geboren wurde.
André war der einzige Sohn und sollte eines Tages den Hof erben. Das war sehr wichtig für die Familie meines Mannes.
Wenn man mit 3 Generationen unter einem Dach lebt, profitieren alle von der Lebenssituation. Man ist immer füreinander da. Das kann aber auch eine Belastung mit sich bringen, weil die Ansprüche oft den Erwartungen nicht gerecht werden können.
Die Großeltern haben immer versucht, das Beste für den Jüngsten zu erreichen.
André wurde oft den größeren Geschwistern vorgezogen. Das führte natürlich zu Konflikten, die immer durch uns Eltern gelöst werden mussten. Wenn zum Beispiel Besuch bei Oma und Opa war, wurde er zu ihnen gerufen. Er wurde als Einziger zum Essen eingeladen und bekam von jedem Gast ein Taschengeld zugeschoben.
Das wurde dem Vater zu bunt, denn diese Ungerechtigkeit den beiden Geschwistern gegenüber wollte er nicht dulden.
Auch, wenn es zu verschiedenen Anlässen Geschenke gab, wurden von den Großeltern immer Unterschiede gemacht. Der leibliche Enkelsohn sollte immer besser beschenkt werden. Der Ärger war vorprogrammiert und Papa musste mal wieder ein Machtwort gegen seine Eltern sprechen.

In den Ferien kam es vor, dass André manchmal mit seinem Cousin bei den Großeltern übernachten durfte. Das war immer ein Abenteuer für die Jungs.
Als Markus und André mal wieder gemeinsam bei Oma schliefen, kam die Oma mitten in der Nacht zu uns hoch und war ganz aufgeregt, weil die Jungs nicht in ihren Betten lagen. Sie

sind durch das Fenster ins Freie gelangt.

Mein Mann ahnte sofort, was die beiden im Schilde führten, denn er hatte es mitbekommen, als sie sich über eine Mutprobe unterhielten. Sie wollten mitten in der Nacht zum Friedhof.

Also hatte sich mein Gatte angezogen und ist den Jungen auf leisen Sohlen zum Friedhof gefolgt. Er sah die beiden bereits zwischen den Gräbern umherlaufen. Mit einem knarrenden Geräusch hat er dann die Pforte zum Friedhof auf- und zugemacht. Unsere beiden Abenteurer bekamen einen Riesenschreck und versteckten sich hinter den Grabsteinen. Was in dem Moment in den Köpfen der beiden los war, kann sich wohl jeder vorstellen. Papa hat sich dann doch bemerkbar gemacht und dem Spuk damit ein Ende gesetzt. Die Oma war sehr erleichtert, als die Kinder wieder zu Hause in ihren Betten lagen. Die Standpauke durften sie sich dann am nächsten Tag abholen.

André traf sich jeden Tag mit seinem besten Freund Hägar. Seit ihrer Geburt hatten sie immer Kontakt. Sie spielten jeden Tag stundenlang mit der Eisenbahn im Garten. Beide hatten eine Lehmann-Großbahn mit jeder Menge Schienen und Gleisen. André hatte seine mit Nagellack gekennzeichnet, denn es wurden beide Bahnen zusammengelegt. Dadurch war der Spielspaß doppelt so groß.
Die Bahn wurde sogar um den Gartenteich gebaut, der nicht gerade klein war. Sie liebten das Spielen mir der Eisenbahn über alles.

Mit seinem Freund ist André durch die nahegelegenen Wälder gestreift und hat allerlei Abenteuer erlebt. Wie es seit Generationen alle Kinder aus dem Dorf gemacht hatten.

Der Papa seines Freundes hat sich sehr viel Zeit für die Jungs genommen. Sie machten viele Ausflüge vom Harz bis in die Heide zusammen. Die Freunde gingen in die gleiche Klasse und waren bis zum Ende der Schule unzertrennlich.

In unserem kleinen Dorf gab es, wie bei Christian und Simone auch, gleichaltrige Kinder, die alle zusammen in einer Klasse waren.

An den Wochenenden hatten wir gemeinsam mit den Familien unserer Freunde Fahrradtouren unternommen. Die kleinsten Kinder hatten die beste Kondition.
Sie sind mit den Kinderfahrrädern oft die doppelte Strecke gefahren, weil sie immer vorneweg fuhren und wieder zurückkamen.
Anschließend wurde im Garten gegrillt.

Selbst beim Wandern war es so, erst vorlaufen und dann wieder umkehren. Wir waren als Erwachsene zu langsam für das Tempo unserer Kinder.

Im Winter, wenn es hieß, wir müssen Holz für den Winter fällen, ist André immer mit Papa in den Wald gefahren. Ich machte ein Picknick für meine „Männer“, welches sie dann an einem Lagerfeuer verzehrten. Die Leberwurstbrote wurden aufgespießt und über dem Feuer geröstet. Eine Delikatesse für die Waldarbeiter.
Abends, nach getaner Arbeit an der frischen Luft, meistens auch noch im Schnee, ging es in die heiße Badewanne.
Ich möchte noch erwähnen, dass zu unserem Bauernhof ein Stück Wald gehörte. Der Wald war im Besitz der ortsansässigen Landwirte, die den Wald als „Forstgemeinschaft“ unterhielten. Nur deshalb durfte dort Holz geschlagen werden.
Für die Schule hatte André einen Aufsatz über das „Holz machen“ im Wald geschrieben. Der wurde danach richtig gut be-

notet.

Die Kinder aus unserem Dorf mussten im Nachbarort zur Schule gehen. Sie wurden mit dem Schulbus transportiert. Nur war es den Buskindern nicht erlaubt, das Schulgelände zu verlassen. Was zu Ungerechtigkeiten unter den Schülern führte, denn in der näheren Umgebung der Schule war eine Bäckerei.

Die Kinder sind morgens auf dem Weg zur Schule in die Backstube gegangen, um sich die Kuchenränder abzuholen, die schon für die Schüler bereitlagen.
Unsere Kinder wollten auch immer diese Abschnitte haben und sind heimlich noch schnell vor dem Unterricht zur Backstube gerannt. Mit dem frischen Kuchen sind sie wieder in Richtung Schule gegangen. Erwischen lassen durften sie sich dabei nicht.

André besuchte nach der Grundschule die Realschule und hat dort seinen Abschluss gemacht. Er war ein guter Schüler und als Klassensprecher sehr beliebt.

Erst als die Freunde anfingen, eine Ausbildung zu machen, sind sie zum Teil getrennte Wege gegangen.

André wollte unbedingt Bierbrauer werden. In den Sommerferien hat er bereits die Möglichkeit genutzt, in einer Mälzerei in der Nähe zu arbeiten. Auch die Getreideproben für das Labor hat er schon früh von der Ernte der Landwirte entnommen. Diese Arbeit hat ihm sehr viel Spaß gemacht.

Noch mehr Freude hatte er, als er mit 16 Jahren seinen Führerschein für ein Motorrad hatte. Dadurch hat sich sein Freundeskreis erweitert. Über Stock und Stein waren die Jungs mit den Motorrädern täglich unterwegs.
André bekam eine Lehrstelle in einer Privatbrauerei in unserer

Kleinstadt. Zur Schule musste er den Blockunterricht in Bremen besuchen. Dort war er mit den anderen Schülern seines Jahrgangs in einem Schulinternat untergebracht. Die Schüler waren aus ganz Niedersachsen dort zum Unterricht gekommen. Er hatte Glück, zwei Mitschüler aus Braunschweig nahmen ihn mit dem Auto mit. Meistens hat das sehr gut geklappt.

Doch es gab auch mal ungewollte Ereignisse.

Auf der Heimfahrt hat er die Raststätte verschlafen, an der er abgesetzt werden sollte. Dann musste ich los, um ihn mit samt seinem Wäschepaket abzuholen. Er wurde an der nächsten Raststätte rausgelassen und kam mir dann schon zu Fuß entgegen.

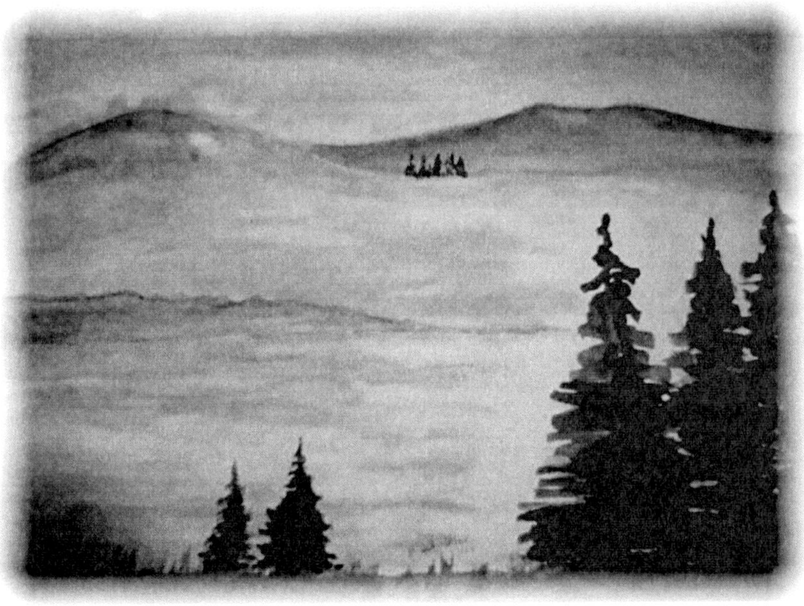

Ausflug in den Harz

Ein anderes Mal hat André seine Schultasche für den nächsten Blockunterricht zu Hause liegen gelassen. Dann musste ich auch wieder zur nächsten Raststätte fahren, um ihm die Tasche hinterherzubringen.
Meine Kinder hatten wirklich Glück, dass ich immer viel zu Hause war, und in Notfällen sofort zur Verfügung stand.
Das war bedingt durch die Wechselschichten in meinem Beruf in der ambulanten Pflege.
Langweilig wurde mir nie.

Auch André wurde manchmal zu den Flohmärkten seines Bruders mitgeschleppt. Dafür waren die Wochenenden reserviert.

23 Christian

Diese Flohmärkte wurden zum Lebensinhalt meines Sohnes. Es verging kein Wochenende, an dem er nicht losfuhr, um seine Sachen zu verkaufen. Der Zivildienst brachte nicht viel ein. Nun konnte er auch seine neue Freundin mitnehmen. Sie sorgte bei den Fahrten für Essen und Trinken. Im VW-Bus gab es eine kleine Küche, in der auch gekocht wurde. Egal, wie das Wetter war, um 5 Uhr morgens waren sie auf dem Platz. Die mitgenommenen Waren fanden auf dem Tapeziertisch ihren Platz. Christian war immer leicht gestresst, bis alles seine Ordnung für den Verkauf hatte.
Die ersten Kunden belagerten seinen Stand, als noch nicht einmal der Krimskram aufgebaut war. Diese vorzeitige Belagerung seines Standes konnte er überhaupt nicht leiden. Manche Kunden waren sehr nervig, sie wären am liebsten mit in den Wagen geklettert, um ihm die Sachen aus der Hand zu nehmen. Meistens wurden die ersten Geschäfte bereits vor dem kompletten Aufbau des Standes getätigt. Das war allerdings nicht erlaubt. Die Platzordnung sah vor, nichts vor 8 Uhr verkaufen zu dürfen. Das waren meistens die Mitstreiter, die schon vorab die besten Schnäppchen haben wollten. Die Sachen wurden dann später für mehr Geld an den anderen Ständen wieder angeboten. Ich hab das nie verstanden, dass man so viel Freunde an dem Verkaufen alter Sachen haben kann. Christian hatte sich hauptsächlich mit dem Verkaufen von Elektroartikeln und Antennen plus dem dazugehörigen Schnickschnack eingedeckt. Es gab nicht viele Leute, die derartige Artikel anboten.

Meistens trafen sich die gleichen Betreiber auf den Flohmärkten wieder. Man kannte sich inzwischen ganz gut. Diese Art Geschäfte scheinen sich gelohnt zu haben.

Die Besuche der Märkte nahmen immer größere Formen an.

Inzwischen war er in vielen Städten in Deutschland unterwegs. Er hatte immer jemand dabei, entweder seine Geschwister oder Freunde, die ihn begleitet hatten.
Trotzdem hat er auch immer wieder gern den Flohmarkt in Braunschweig besucht. Dort liefen die Geschäfte am besten.

Er hatte durch den Zivildienst im Krankenhaus viel Zeit. Seine Stelle war nur zu 50 Prozent ausgeschrieben.
Während seiner Freizeit konnte sich Christian um die Beschaffung seiner Flohmarkt-Artikel kümmern. Es gab in der Nähe einen Großhandel, bei dem er einiges an Antennen und Elektrozubehör kaufen konnte. Alles alte Ladenhüter, die er gut für seine Geschäfte brauchen konnte. Auch aus den Abfallcontainern im Krankenhaus konnte er einiges gebrauchen. Das ging ein paar Jahre so weiter. Er hatte sich eine Menge Geld auf die Art und Weise verdient.

Inzwischen bot sich für Christian die einmalige Gelegenheit, einen größeren VW-Bus zu kaufen. Der Bus sollte als Campingbus ausgebaut werden. Es wurde ein Faltdach eingebaut, das sich am Ende allerdings als undicht erwies. Statt es zu reklamieren, war es unserem Christian erst mal egal. Er hat alle Einbauteile in Braunschweig gekauft und musste für jedes Ersatzteil wieder dorthin, um das Auto nach seinen Vorstellungen herzurichten. Mit dem fertigen Campingbus sollte es auch in den Urlaub gehen.
Er wollte mit Anke zusammen nach Italien fahren.
Ein Lieblingsziel unserer Familie. Dieses Mal wurde kein Abstecher in das Kriegsgebiet von Jugoslawien gemacht. Sie waren eine Woche auf dem Campingplatz in Lido Adriano. Am Urlaubsort angekommen, wurde die mitgebrachte Palmeninsel aufgeblasen und Flaschen der preiswertesten Rotweine eingekauft.
Die schwimmende Palmeninsel wurde an einer Boje befestigt.

Auf dieser Insel verbrachten sie mit ihrem Wein den Tag. Mal schwimmen und danach wieder sonnenbaden. Das konnte der Körper natürlich nicht vertragen und sie hatten am nächsten Tag mit den Folgen eines Sonnenstichs zu kämpfen.

Danach sind sie nach Rom gefahren und wollten eigentlich noch bis nach Sizilien. Das haben die beiden sich dann aber noch anders überlegt und sind stattdessen an die Riviera gefahren. Sie haben Florenz und Pisa besucht.
Nizza, Cannes und Monaco wurden für die Rückreise eingeplant. Über Frankreich und Belgien ging es dann wieder Richtung Heimat.

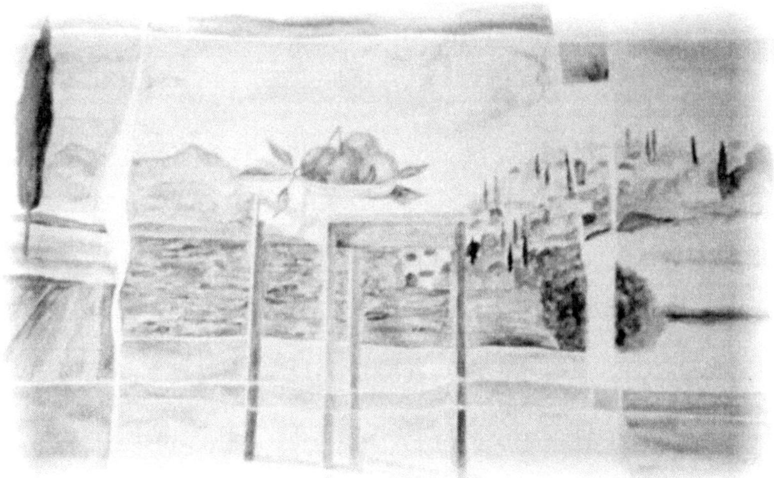

Urlaub in Italien

Auf der Hinfahrt in den Urlaub hatten die beiden etwas Pech. Die erste Strecke ist Anke gefahren und Christian hat geschlafen. Man kennt das ja, wenn der Beifahrer schläft, wird der Fahrer automatisch auch müde. Hinter München haben dann beide eine Rast gemacht, sodass sie sich ausruhen und schlafen konnten. Als es nach der wohlverdienten Pause gut ausgeruht weitergehen sollte, machte das Auto keinen Mucks mehr. Es sprang nicht an. Die nächste Werkstatt war 25 Kilometer entfernt. Außerdem sollte ein Abschleppwagen 300 Mark kosten. Nein, das war zu viel.

Aber was sollten sie machen. Christian war stinksauer, wenn nicht alles nach seinen Wünschen ging. Das kannte Anke schon, weil es immer so war. Anke ging dann in Richtung nächste Ortschaft, um Hilfe zu organisieren. Der ADAC sollte kommen und helfen. Leider war das einzige Telefon in dem Dorf kaputt. Zum Glück gab es dort eine Werkstatt. Aber es war Sonntag und die Werkstatt hatte geschlossen. Aber Anke ließ den Kopf nicht hängen.

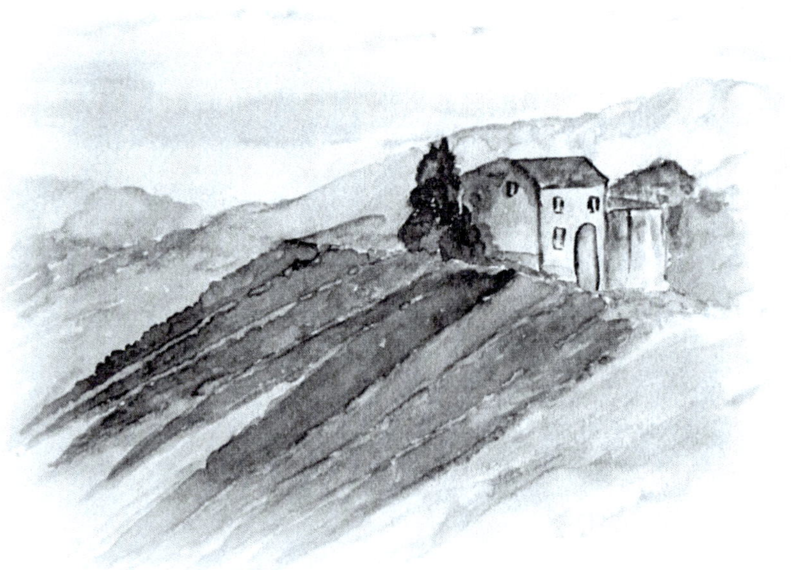

Lavendelfeld

Sie klingelte bei fremden Leuten und bat darum, telefonieren zu dürfen. Sie schilderte dem Mitarbeiter vom ADAC die Situation und den Standort des Campingbusses. Doch dann vergaß sie, das Autokennzeichen mitzuteilen. Sie ging wieder zum Auto zurück. Das erwies sich letztendlich doch als ganz gut, denn Christian hatte das Fahrzeug doch wieder flott gemacht.
Er hatte den Fehler gefunden und konnte es selber reparieren. Zufrieden konnten die beiden wieder die Fahrt in den Urlaub fortsetzen. Sie sind sofort losgefahren, bevor der Abschleppdienst eintraf. Keine schöne Geste, aber die preiswerteste. Und auch ganz verständlich aus der Sicht der jungen Leute.

24 Die Polen

Als wir anfingen, unsere Scheune auszubauen, machte mein Mann und Christian die Bekanntschaft mit einigen polnischen Wanderarbeitern. Sie arbeiteten gerade auf einer anderen Baustelle in unserem Dorf. Nach kurzem Kennenlernen kam man überein, dass sie auch bei uns einige Arbeiten verrichten könnten. Über diese Hilfe waren wir recht dankbar. Einer der Männer sprach recht gut Deutsch, weil er schon länger hier im Land arbeitete.

Selbst für Christian war es eine große Hilfe, denn der polnische Bekannte ist sehr gern mit ihm auf die Flohmärkte gefahren. Langsam hat sich sogar eine richtige Freundschaft zwischen ihnen entwickelt.

Christian hatte sich inzwischen ein anderes Fahrzeug gekauft. Diesmal war es ein großes Wohnmobil. Das eignete sich seiner Meinung nach noch besser für seine Geschäfte. Er konnte länger und weiter damit unterwegs sein und auch noch mehr Sachen mit einem Wohnmobil transportieren.

Eines Tages bekam unser Freund Besuch von seinem in Breslau lebenden Sohn. Er wuchs ohne seine Eltern auf, denn die Mutter war vor vielen Jahren an Krebs gestorben. Sein Vater war im Ausland unterwegs, um das Geld zu verdienen. Seine Familie waren seine Großeltern. Er war sehr schüchtern mit seinen 17 oder 18 Jahren. Nicht nur, weil er fremd bei uns war, nein, auch weil er unsere Sprache überhaupt nicht sprechen und verstehen konnte. Wir gestikulierten mit Händen und Füßen, um uns zu verständigen. Sein Vater hat übersetzt, wenn er Zeit hatte.

Die große Leidenschaft des jungen Mannes war die Liebe zum Motorradfahren. Die weite Strecke von Breslau hatte er an einem Tag zurückgelegt. Er war ein sehr angenehmer Gast in unserer Familie.

Immer freundlich und gut gelaunt. Ein fröhlicher junger Mann, der sich sehr wohl bei uns fühlte.

Höflich und fleißig. Unsere Jungs hatten sich mit dem jungen Mann gut angefreundet, da er des Öfteren bei uns zu Besuch war. Die Motorrad-Leidenschaft teilten sie außerdem. Matthias wollte unsere Sprache lernen und hier bei uns im Land Geld verdienen, um seinen großen Traum, ein neues Motorrad kaufen zu können, zu verwirklichen.

Auch er ist von Zeit zu Zeit mit Christian zum Flohmarkt gefahren. Genug Helfer unterstützten Christian mittlerweile. Nun konnte er sich in das ganz große Geschäft mit seinen Flohmärkten stürzen.
In der Freizeit konnten sich die Jungs mit ihren Motorrädern beschäftigen und einige Touren unternehmen.

Unterbrochen wurden die Geschäfte durch das Missgeschick von Freundin Anke. Sie wollte mit dem Wohnmobil in die Stadt, um Besorgungen zu machen. Der Parkplatz, den sie sonst immer ansteuerte, hatte eine Überdachung. Die hat sie aber leider unterschätzt. Sie ist mit dem Wohnmobil darunter gefahren, ohne zu überlegen, dass die Höhe für das Auto viel zu niedrig war. Auf die Art und Weise hat sie das Dach vom Wohnmobil abgefahren. Die Alkoven war abgerissen. Ein Schock für Christian. Die Reparatur hat einiges an Kosten verursacht und eine Zwangspause war nicht zu umgehen.

Unterdessen gingen die Bauarbeiten an unserer Scheune stetig voran. Die Handwerker waren gut beschäftigt und die Beköstigung wurde von mir und meiner Schwester übernommen. Sie war gerade zu Besuch aus Berlin. Auch sie ist mit ihrem Motorrad gekommen. Die Clique der Motorradfreunde wurde immer größer. Nach meinem Feierabend in der ambulanten Pflege wurde das zweite Frühstück für alle gerichtet. Arnold war durch die Schichtarbeit immer einen halben Tag zu Hause und hat die Arbeiten am Bau organisiert und geholfen, was zu tun war. Durch den Fußballverein, in dem Arnold seit Kindestagen aktiv war, waren immer Helfer bereit, wenn jemand für spezielle Arbeiten gebraucht wurde. Eine Hand wäscht die andere, hieß es schon damals. Christian hat die Elektroarbeiten gemacht, da das sein Spezialgebiet war. Immer, wenn er zwischendurch mal Zeit hatte, war er auf dem Bau am Arbeiten.

25 Marie lernt Motorradfahren

Angesteckt von den vielen Motorradfreunden bei uns auf dem Hof, wollte auch ich den Führerschein für das Motorrad machen. Angelika, meine liebe Freundin und ich, meldeten uns in der Fahrschule an. Motiviert von den jungen Leuten übten wir fleißig. Zum Spätsommer hatten wir es geschafft und den Führerschein in der Tasche.
Weil er so stolz auf seine Mama war, hatte Christian mir sein Motorrad geliehen. Eine 650 Suzuki, mit der ich gut bei meiner Körpergröße zurechtkam. An den Wochenenden brauchte er das Motorrad nicht. Dann war Flohmarkt angesagt. Allerdings hatte das Motorrad des Öfteren seinen Geist aufgegeben. Ich musste ständig damit in die Werkstatt.
Ein neues, eigenes Motorrad zu kaufen, kam für mich nicht infrage. Dazu fehlte momentan das Geld. Es gab sowieso schon im Vorfeld Theater, weil ich gerade jetzt, wo wir am Bauen waren, den Führerschein haben wollte. Aber ich hatte so viel Freude, mit allen Freunden zusammen zu sein. Wir fuhren gemeinsam schöne Ausflugsziele an. Allerdings auch nicht so sehr weit weg von zu Hause. Bis in den Harz oder zur Marienburg waren die weitesten Strecken.
Leider hielt diese Euphorie nur einen Sommer an. Christian hat sein Motorrad verkauft. Ab und zu bin ich als Sozius mitgefahren. Das war aber nicht dasselbe. Schade für mich und ein Glück für meinen Ehemann, denn er konnte sowieso nicht verstehen, warum ich den Führerschein gemacht hatte.

26 Erste Baumängel

Christian war in seiner Wohnung mit Anke ganz glücklich. Doch leider stellten sich zum Herbst, als es vermehrt zu regnen begann, die ersten Baumängel ein. Es regnete durch das Dachfenster. Das Wasser suchte sich seinen Weg durch die Vertäfelung in das neu gebaute Zimmer. Wieder ein Problem, das sofort in Ordnung gebracht werden musste. Einen Termin bei einem Dachdecker zu bekommen, war nicht einfach. Auch nicht, wenn die Arbeiten von meinem Bruder gemacht werden sollten. Er war der Dachdecker in unserer Familie. Als er die Mängel im Dach in Augenschein nahm, stellte sich heraus, dass das gesamte Dach undicht war und neu eingedeckt werden musste. Wieder eine unvorhergesehene Ausgabe, die aber keinen Aufschub duldete. Diesmal haben wir die Kosten für das neue Dach übernommen. Die Dachziegel wurden bestellt und die Freunde und Nachbarn zum Helfen gebeten. Kein Problem, alle waren bereit zu helfen. Für die Beköstigung war meine Hilfe vonnöten. Hab ich auch gern gemacht, denn auf das Dach wäre ich sowieso nicht gegangen. Die alten Steine wurden abgenommen und das Dach mit Folie abgedichtet, um dann wieder mit neuen Dachziegeln eingedeckt zu werden.
Wir konnten die alten Dachziegel weitergeben, damit ein denkmalgeschütztes Bauernhaus wieder ein neues Dach mit alten Ziegeln bekam.

Doch plötzlich ist mein Bruder mit einem falschen Tritt durch das Dach gerauscht. Er landete mitten im Zimmer in Christians Wohnung. Der Schock war groß. Aber es ist ihm nichts passiert. Er hat keine Verletzung davongetragen. Das einzige Malheur war, das er die gesamte Vertäfelung und die neue Tapete mit runtergerissen hatte. Das Zimmer war ruiniert. Nun musste auch das wieder neu repariert werden.
Für Christian und Anke war das eine Katastrophe. Allerdings

für uns auch. Wir hatten so viele Baustellen gleichzeitig, dass wir an manchen Tagen nicht wussten, wo wir zuerst anfangen sollten.

Das war aber letztendlich ein Fall für die Versicherung. Nachdem sich die Aufregung wieder gelegt hatte, konnten wir diesbezüglich auch aktiv werden. Der Versicherungsvertreter kam noch am gleichen Tag vorbei und hat den Schaden aufgenommen.

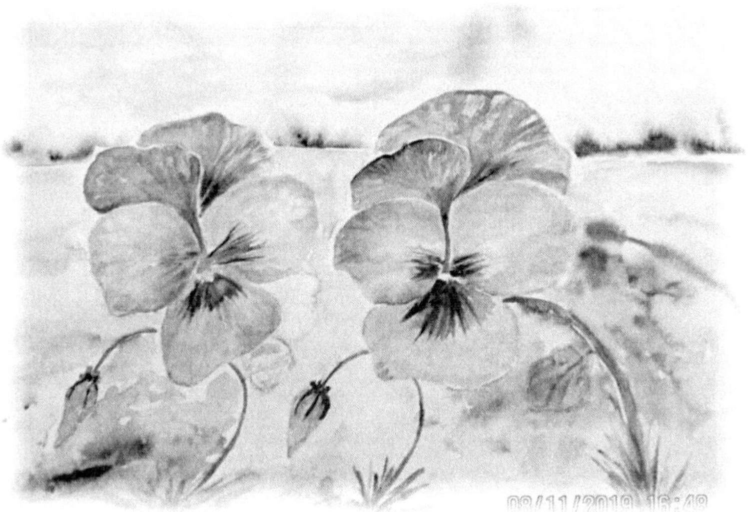

Stiefmütterchen im Gartenbeet

Auf dem Dach gingen die Arbeiten weiter. Das war wichtig, denn das Dach musste noch am gleichen Tag wieder geschlossen werden. Durch die vielen Helfer und das gut organisierte Arbeiten ging es recht flott voran. Die Steine für die zweite Dachhälfte waren bei Oma im Garten deponiert, um ein rasches

Anreichen der Dachziegel zu ermöglichen. Sehr zum Ärger von Oma wurden ihre Blumenbeete ruiniert, die durch die Arbeiten kaputtgetreten wurden. Darüber, dass sich die Oma grämte, machten sich die Jungs lustig und verschlimmerten dadurch die Situation noch. Wie heißt es so schön, wer den Schaden hat, braucht für den Spott nicht zu sorgen.

Jedes Mal, wenn Lars und Christian die Oma sahen, mussten sie über die zertretenen Blumenzwiebeln lachen. Aber die Zwiebeln haben keinen Schaden erlitten, denn im nächsten Frühjahr standen die Blumen wieder in voller Blüte.
Das Dach wurde fertig und im Laufe der Zeit wurde auch das kaputte Zimmer wieder in Ordnung gebracht.

27 Marie liebt Musik

Schon als kleines Kind war es mein Wunsch, ein Instrument zu erlernen. Doch es scheiterte nicht nur an den finanziellen Möglichkeiten meiner Eltern, nein, sie waren auch der Ansicht, dass ich nicht singen könne. Darüber war ich sehr traurig. Ich erzählte es schon. Diese Erkenntnis ließ mich nicht los. Ich versuchte daher, Gitarre zu spielen und nahm mit meiner Freundin Angelika Unterricht bei einem Gitarrenlehrer. Es machte viel Spaß, aber ich hatte zu wenig Zeit, mich intensiv damit zu beschäftigen. Das viele Üben hat mich schnell an den Rand meiner Willenskraft gebracht. Schweren Herzens gab ich das Gitarrespielen wieder auf.

Eines Tages gewann ich bei einer Verlosung unserer Tageszeitung zwei Eintrittskarten zu einem Konzert einer Rockband aus der Umgebung. Das Konzert fand auf einem Schiff mit Namen „Brunswiek“ statt, das auf dem Mittellandkanal von Braunschweig bis Peine hin und her fuhr. Die Musik der Gruppe „Remember“ hat mich so sehr begeistert, dass ich von da an jedes Konzert besucht hatte, das in der Nähe auf Stadtfesten stattfand. Die ganze Familie ist mitgefahren. Gemeinsam hörten wir zum Beispiel Lieder der Beatles, den Rolling Stones oder den Bee Gees. Es entwickelte sich zu den Bandmitgliedern eine freundschaftliche Beziehung. Der Höhepunkt war, dass ich durch das Radio von ihnen gegrüßt wurde, als sie bei der damaligen „Plattenkiste“ beim NDR zu Besuch waren. Die Musik-Kassette besitze ich noch heute und die Musik begeistert mich immer noch.
Als Kind hatte ich in meinem Zimmer einige riesengroße Fotos, gesammelt aus der Jugendzeitschrift „Bravo“, von den Bee Gees als Starschnitt an der Wand hängen. Neben Roy Black und Little Joe aus der Serie „Bonanza“!

28 Auf dem Festival

1993 wurde vom NDR ein großes Musikfestival auf dem „Scharnhorst-Gelände“ bei Lüneburg angeboten. Die Liste der Interpreten war grandios. Meine Lieblingssänger Peter Maffay, Chris de Burgh, Rod Stuart, Tina Turner und Joe Cocker waren nur einige der Musiker, die an dem Wochenende auftreten sollten. Ein hochkarätiges Angebot, das wir uns auf keinen Fall entgehen lassen wollten. Alle Mädels aus der Motorrad-Gruppe waren der gleichen Ansicht. Wir besorgten uns die Eintrittskarten für das Festival und hatten ein gigantisches Wochenende vor uns. Christian hat uns seinen VW-Bus geliehen, der als Wohnwagen umfunktioniert war.
Zu der Zeit hatte er sein Wohnmobil noch nicht.

Dort konnten wir zu dritt schlafen. Die beiden anderen Freundinnen hatten ein Zelt zum Übernachten mitgebracht. Bestens ausgestattet fuhren wir fünf Frauen am Freitagmittag los.
Das Event ging über drei Tage und hat unsere Erwartungen vollkommen übertroffen. Den Auftakt machte der Sänger Prince, der zu diesem Zeitpunkt auf dem Höhepunkt seiner Karriere war. Begeistert war ich über den Auftritt von Peter Maffay. Zu seinen Konzerten war ich drei Mal zu Besuch.
Der Campingplatz lag außerhalb des Festivalgeländes. Sogar auf dem Campingplatz wurde noch in der Nacht mit wildfremden Menschen getanzt.

Massenweise strömten die Menschen dem Ereignis entgegen. Und wir 5 Freundinnen mittendrin. Das Wetter war so, wie es sich für ein Festival gehört … Von allem etwas. Der Platz war total matschig von dem vielen Regen, doch am nächsten Tag schien die Sonne aus voller Kraft.

Wir saßen inmitten der vielen Besucher auf den mitgebrachten

Decken und tranken Bier, was sonst höchst selten mal vorkam.

Wir hatten so viel Spaß an dem Wochenende auf dem Festival. Wir fünf Frauen haben diese Zeit in sehr guter Erinnerung behalten.

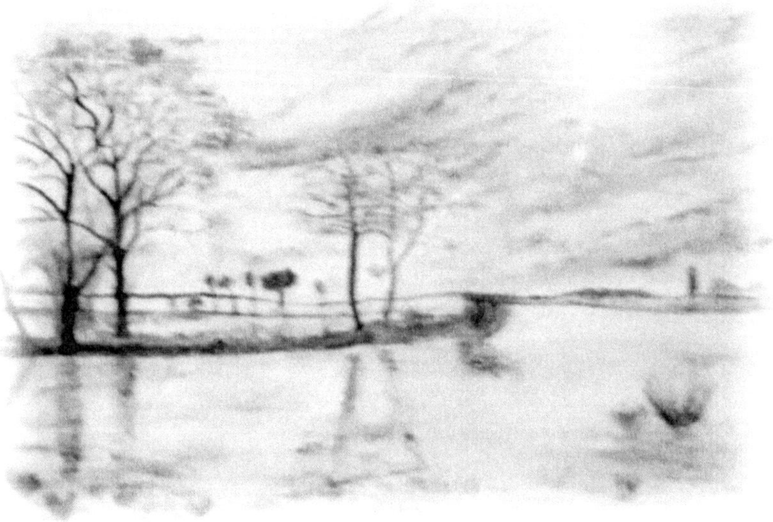

Landschaft unter Wasser

Sonntagmittag war für unsere Gruppe Schluss und wir traten mit vielen neuen Eindrücken unsere Heimfahrt an.
Die Musik klang uns noch auf den Heimweg in den Ohren. Das lag aber auch an der Lautstärke auf dem Festivalgelände.
Für mich war es sowieso sehr ungewohnt, denn mit solchen Besuchen hatte ich zuvor nichts im Sinn. Ich wunderte mich selber, dass ich das so ohne Probleme geschafft hatte.

Als wir uns später die Fotos anschauten, die wir gemacht hatten, musste ich erst mal erfragen, wen wir denn da noch mithatten in unserer Runde. Mit Lederjacke und Tuch im Haar, wie ein Hippie aus den 60er-Jahren, hab ich mich selber nicht erkannt, was zu großem Gelächter führte.

Am nächsten Tag mussten wir alle wieder zur Arbeit gehen. Wir konnten uns keinen Kater erlauben.

29 Christian ... Die Macht des Geldes

Dadurch, dass der polnische Freund von Christian immer mit ihm unterwegs zu den Flohmärkten fuhr, wurden diese bis nach Polen ausgeweitet. Auch sein Sortiment hat sich sehr vergrößert, was er dort verkaufen wollte.

Irgendwann kamen die Männer auf die Idee, günstige Satelliten-Anlagen aus England zu beziehen, um diese dann für viel Geld in Polen zu verkaufen. Donnerstags fuhren sie los. Meistens waren sie zu dritt unterwegs, immer abwechselnd am Steuer. Einer schlief und einer kümmerte sich um das Essen. Angekommen in England, in der Nähe von London, wurde das Auto bis unter das Dach mit den Anlagen gepackt, um dann gleich weiter nach Polen zu fahren. Ein Ritt, der ganz schön an die Substanz der drei ging. Sonntags mussten alle wieder zurück sein.

Sogar Simone ist manchmal mitgefahren.

Damit das Auto genug Benzin hatte, wurde mein Sohn leider kriminell, was ich später durch Bekannte erfahren musste. Denn er hat sich den Sprit auf den Autobahn-Baustellen aus den Baufahrzeugen gestohlen. Dass er bei diesen Diebstählen nicht erwischt wurde, ist mir bis heute noch schleierhaft. Er hat bei seinen nächtlichen Streifzügen ganz sicher auch noch weitere Sachen gestohlen, denn er kam manchmal mit hochwertigen Werkzeugen zu Hause an. Auf die Idee, dass diese Dinge geklaut waren, wäre ich im Leben nicht gekommen.

Die kriminellen Energien von Christian nahmen immer schlimmere Formen an.

Und niemand seiner Mitwisser hat je ein Wort darüber verloren.

Ich war entsetzt, als ich davon erfuhr. Leider war es dann auch zu spät, um eingreifen zu können.

Aber bis dahin ging alles gut. Das Problem war ein ganz ande-

res. Den Menschen auf den Flohmärkten wurden defekte Satelliten-Anlagen verkauft. Eine funktionstüchtige Anlage wurde zur Vorführung aufgebaut, aber die anderen Anlagen waren defekt.
Ein unglaubliches Vorgehen von Christian und seinen Mitstreitern.

Das konnte aber niemand ahnen, der bei Christian solch eine Anlage gekauft hatte. Die Masche hat erst einmal gut funktioniert, weil sie immer in einer anderen Stadt unterwegs gewesen sind. Es kam vor, dass Christian bis zu 7000 DM an einem Wochenende einkassiert hatte. Dass das auf Dauer nicht gut ging, hat er in den eigenen Reihen zu spüren bekommen. Seinen Helfern hatte er nur einen geringen Betrag als Entlohnung für die Mitarbeit und Mitwisserschaft bezahlt.

Dadurch fing der Ärger schon bald unter den Männern an.

Als Ausgleich für die verbotene „Arbeit“ hat Christian seinen polnischen Freund auf eine Reise nach Tunesien mitgenommen. Ein Urlaub, der für Christian in eine neue große Liebe führte. Dort lernte er Senia aus Bamberg kennen.

Leider habe ich zu diesem Zeitpunkt noch nichts von den kriminellen Machenschaften gewusst. Ich hätte auf jeden Fall versucht, diesem unfassbaren Treiben ein Ende zu setzen. Sogar vor einer Anzeige bei der Polizei hätte ich nicht haltgemacht, um die schlimmen Folgen zu verhindern.
Aber dazu kam es leider nicht. Ich konnte nicht eingreifen.
Als ich von diesen Dingen erfuhr, war es zu spät.
Niemand konnte Christian retten.

Mit seiner vorherigen Freundin Anke war es seit einiger Zeit vorbei. Anke hatte sich mit dem Bruder seines Freundes eingelassen. Das hat Christian so sehr verletzt, dass er sie samt ihren Sachen rausgeworfen hatte. Ihre Koffer hat er vor die Tür des Kontrahenten gestellt, was ihm noch mehr Ärger eingebracht hat. Unfreiwillig ist Anke ausgezogen. Schade, ich mochte Anke sehr gerne.

Vielleicht war der Grund für die Trennung auch die kriminellen Geschichten von Christian.
Mit einem gesunden Menschenverstand hätte wahrscheinlich auch niemand so weiterleben können.
Dennoch war auch Anke immer wieder auf die Flohmärkte mit Christian gefahren. Eigentlich verstanden sich die beiden sehr gut.

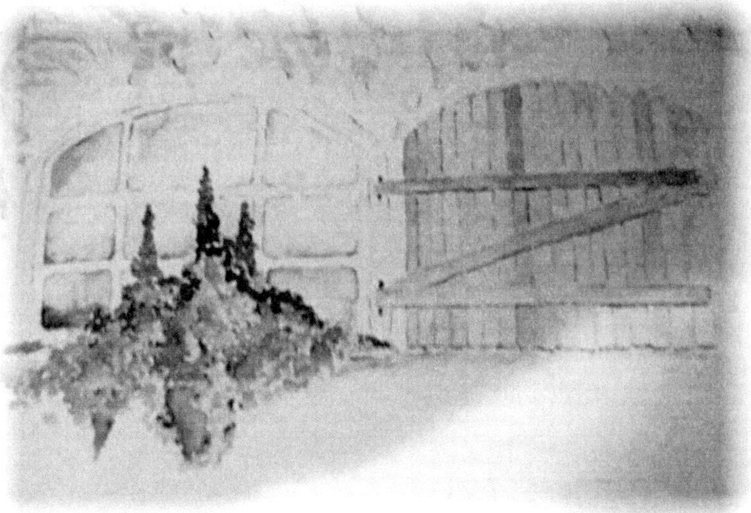

Fenster im Bauernhaus

30 Senia aus Bamberg

Nach dem gemeinsamen Urlaub in Tunesien mussten die Flohmärkte in Polen neu organisiert werden, denn Christian wollte mehr Zeit für seine neue Liebe haben.
Besuche fanden regelmäßig statt, doch meistens fuhr Christian zu Senia nach Bamberg.

Um den reibungslosen Ablauf seiner Touren weiterhin ausführen zu können, hat Christian seinen Cousin mit eingespannt. Dieser war zu der Zeit arbeitslos und für längere Touren die richtige Person. Selber Auto fahren konnte er noch nicht, aber trotzdem war er anscheinend eine große Hilfe für die Organisation nach England über Polen und wieder zurück.
Das hat auch alles eine gewisse Zeit geklappt.

Unterdessen hat sich Christian seiner neuen Liebe gewidmet. Er gab aber bei ihr an, beruflich in einer höheren Position zu arbeiten und dadurch gutes Geld zu verdienen. Auch über seine Freizeit hatte er ihr etwas vorgemacht.
Eine Liebe auf so eine Lüge aufzubauen, das war für mich unerträglich und in keiner Weise nachvollziehbar. Auch davon erfuhr ich aber erst sehr viel später. Schade.

Als Christian eines Sonntags seine Freundin wieder nach Hause brachte, sollte ich mitfahren. Ich war noch nie in Bamberg, habe aber dann von der schönen Stadt nichts gesehen, weil wir gleich wieder die Rückfahrt antraten.
Es war eine gute Gelegenheit, mal als Mutter mit dem Sohn in Ruhe zu reden, doch ich kam nicht an den Burschen ran.
Er wirkte sehr verschlossen und leicht aggressiv, als ich über seinen Lebenswandel mit ihm reden wollte. Ich hatte keine Chance. Zumal ich zu diesem Zeitpunkt auch keine Kenntnis über seine kriminellen Machenschaften hatte.

Um das Verhältnis, das eigentlich immer sehr gut, aus meiner Sicht auch vertrauensvoll war, nicht ganz zu zerstören, blieb ich lieber ruhig.
Ein Fehler, den ich noch zutiefst bereuen musste.

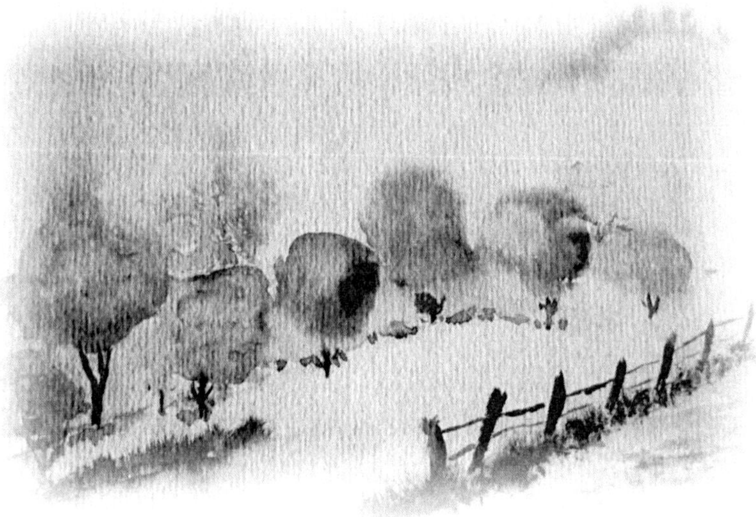

Winterabend

31 Umbau vom Kuhstall in zwei Wohnungen

Auf der Rückfahrt aus Bamberg unterhielten Christian und ich uns über den derzeitigen Stand unserer Baumaßnahmen.

Christian hatte die Elektroarbeiten in der Wohnung fertig, das war erst einmal das Wichtigste.
Die Bauarbeiten waren schon gut vorangegangen. Wir waren dabei, die kleine Wohnung zuerst fertigzustellen. Es waren noch allerlei Kleinigkeiten zu machen. Auch dabei hatten wir Hilfe von allen Seiten.
Die neue Wohnung war bereits vermietet. Die Mieterin stand ständig bei uns auf dem Hof, weil sie so schnell wie möglich einziehen wollte.

Für uns war das etwas stressig, denn wir konnten nur langsam vorankommen. Immer nur nach Feierabend und an den Wochenenden wurde gewerkelt und gebaut.

Aber Petra hatte es eilig, denn sie lebte in einer unglücklichen Beziehung und wollte dort so schnell wie möglich raus.
Wir taten unser Bestes, um ihr zu helfen. Trotzdem musste sie warten, bis die Wohnung fertig war.

Kurz vor Weihnachten ist unsere erste Mieterin in die neue Wohnung eingezogen.
Petra hatte es sich so richtig gemütlich eingerichtet und fühlte sich vom ersten Tag bei uns in der Gemeinschaft wohl.
Sie hatte, wie jeder andere auch, ihre eigenen Vorstellungen, aber mit gegenseitigem Respekt wurde es ein angenehmes Zusammenleben bei uns auf dem Hof.

32 Der letzte Flohmarkt

Es war kurz vor Weihnachten, als Christian mal wieder bei seiner Freundin Senia in Bamberg war. Trotzdem sollten die Flohmarkt-Geschäfte weitergeführt werden.
Zu dieser Tour hatte er wieder den polnischen Freund und unseren Neffen Markus geschickt. Sie brauchten nicht erst nach England zu fahren, um die kaputten Satelliten-Anlagen zu holen. Es waren noch genügend vorhanden, um noch weitere Leute um ihr Geld zu prellen. Ein schlechtes Gewissen schienen sie dabei nicht zu haben, sonst hätten sie den Bogen nicht überspannt.

Christian hatte zu der damaligen Zeit bereits ein Handy, eines der ersten, die auf dem Markt zu bekommen waren, groß wie ein Schuhkarton, aber funktionstüchtig. Auf diese Art war er immer in Kontakt mit den beiden, die seine Sachen in Polen verkaufen sollten. Auch Bolek besaß ein Handy, denn Christian wollte immer mit den ihnen in Kontakt bleiben.
Normalerweise!
Das änderte sich an einem Tag, als er eigentlich nach guten Geschäften die Rückkehr der beiden erwartet hatte. Doch sie waren nicht erreichbar und meldeten sich nicht. Weder bei Christian noch zu Hause bei uns oder bei meinem Bruder.
Es gab kein Lebenszeichen von seinem Cousin und seinem Freund Bolek. Christian ist vor Sorge fast umgekommen. Er setzte sich gleich ins Auto und kam aus Bamberg nach Hause.
Dann wollte er eine Suchaktion starten und reiste nach Breslau, wo die beiden seine Waren umsetzen sollten. Dort lebte Matthias, der inzwischen ein sehr guter Freund unserer Familie war.
Es war die reinste Hetzjagd, die Christian auf sich nahm, um die Männer zu finden. Leider war es für ihn aussichtslos.

Es gab keine einzige Spur, weder von den Männern noch vom

Wohnmobil. Auch die Hilfe des Freundes hatte zu keinem Ergebnis geführt. Sie waren spurlos verschwunden.
Die Sorge um seinen Cousin war für uns alle unerträglich. Wo sind die beiden geblieben?

Es war zwei Tage vor Weihnachten, als endlich ein Anruf kam, dass sein Cousin Markus im Bahnhof Görlitz war. Wir waren heilfroh, endlich ein Lebenszeichen von ihm zu hören. In dem Moment war es auch egal, wo der Pole und das Wohnmobil abgeblieben sind.

Sofort machte sich Christian wieder auf den Weg nach Görlitz, um seinen Cousin dort abzuholen. Die Strecke war über 500 Kilometer weit weg. Er war es gewohnt, weite Strecken zu fahren. Trotzdem war es ein Ritt, der an der Substanz eines jeden Fahrers nagte.
Auf dem Bahnhof angekommen, hat er sich sofort auf die Suche gemacht. Leider war das alles vergeblich. Markus war nicht da. Das hat Christian völlig aus der Bahn geworfen. Verzweifelt hat er sich an die Bahnpolizei in Görlitz gewandt. Sie haben mit ihm alle Züge angehalten und jeden einzelnen Fahrgast überprüft, da sie annahmen, jemand hätte den Ausweis von Markus gestohlen. Auch diese ganze Aktion führte nicht zu dem Ergebnis, den Jungen zu finden.
Ziemlich frustriert ist Christian wieder nach Hause gekommen und legte sich für einige Stunden ins Bett, um zu schlafen.

Doch bald darauf kam wieder ein Anruf aus dem Bahnhof Görlitz. Markus war in der Bahnhofsmission und wartete darauf, abgeholt zu werden. Sofort wollte Christian sich wieder auf den Weg machen.
Doch das haben wir nicht zugelassen. Wir sind mitgefahren. Mit unserem Auto und Arnold am Steuer. Auch André hatten wir mitgenommen, denn den wollten wir in dieser Situation

nicht allein zu Hause lassen.
Christian war völlig übermüdet und unkonzentriert, um noch einmal diese Strecke zu bewältigen.

Nachdem wir den Bahnhof Görlitz erreichten, sind wir sofort zur Bahnhofsmission, um Markus dort abzuholen. Der Junge sah sehr verwahrlost und völlig übermüdet aus. Aber wir waren heilfroh, ihn endlich, einen Tag vor Weihnachten wieder nach Hause zu seinen Eltern bringen zu können. Sie waren außer sich vor Wut und auch vor Freude, als sie hörten, dass Markus endlich wieder da war.
Doch leider hatte Markus scheinbar ein traumatisches Erlebnis. Er schwieg die ganze Zeit. Er konnte einfach nicht reden. Auch mit seinen Eltern hatte er nicht über die Geschehnisse in Polen sprechen können.
Auch viel später, als ich von ihm Details über die Situation erfahren wollte, hat er nichts erzählen können.

Christian wollte nicht wieder mit nach Hause fahren. Nein, er wollte sich auf die Suche machen, wo der Vater von Matthias und sein Wohnmobil abgeblieben sein könnten.
Auch mein inständiges Bitten hat ihn nicht davon abgehalten, einen Tag vor Weihnachten auf die Suche zu gehen.
Dann, am 2. Weihnachtstag, kam er völlig übermüdet und verzweifelt wieder nach Hause. Ich konnte ihn nicht davon überzeugen, dass er nach Weihnachten bessere Chancen hatte, auf den Grund des Verschwindens zu kommen. Denn auch dort waren viele Behörden geschlossen, an die er sich hätte wenden können, um eine Antwort auf die mysteriösen Ereignisse zu bekommen. Mein Neffe schwieg weiterhin.
Seine Mutter hat immer nur gesagt: Lass ihn bitte zufrieden und frage nicht mehr. Die Vermutung, dass er erpresst wurde, hat er bis heute nicht kommentiert. Später, als ich mal wieder nach den Ereignissen von damals fragte, antwortete er nur, dass

das Wohnmobil geklaut wurde und er in einem Hotel war. Mehr nicht. Das ist bis heute die einzige Information von Markus gewesen.
Ich konnte mich mit den Antworten nicht zufriedengeben, hatte aber keine Möglichkeit, etwas Neues herauszubekommen.
Ich hatte mir so viele Sorgen um meinen Sohn gemacht, und war trotzdem so hilflos. Diese ganze Situation hat so sehr an den Nerven gezehrt, dass niemand von unserer Familie das bevorstehende Weihnachtsfest feiern wollte.
Unsere Stimmung war auf dem Nullpunkt.
Es war auch nichts vorbereitet. Dazu hatte ich gar keine Zeit und Muße.
Ein trauriges Weihnachten stand vor der Tür.

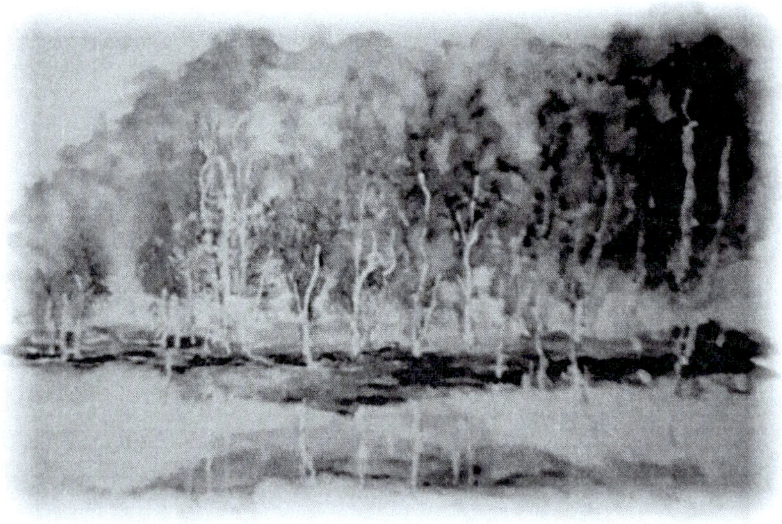

Herbststimmung

33 Auch das noch (Marie verliert ihre Arbeit)

In der ganzen Zeit vor dem Verschwinden von Christians Weggefährten war ich wegen einer Schultergelenkentzündung krankgeschrieben. Das gab mir die Möglichkeit, diese fatale Situation besser zu koordinieren. Ich saß mit zwei Telefonen zu Hause in der Sofaecke und war immer erreichbar, wenn sich in der Sache etwas rührte. Ich konnte sofort helfen. Das war in diesem Moment der tiefsten Verzweiflung von Christian und der ganzen Familie sehr hilfreich.
Meine Krankmeldung ging bis Weihnachten und ich wartete darauf, dass mein Chef mir den Touren-Plan und die Schlüssel für die Patienten in der häuslichen Pflege vorbeibrachte. Doch da habe ich mich sehr getäuscht.

Durch diese ganzen familiären Sorgen habe ich nicht ansatzweise daran gedacht, mich in der Firma bei meinem Vorgesetzten zu melden. Das war ein großer Fehler. Statt der Schlüssel brachte er mir einen Tag vor Weihnachten eine fristlose Kündigung.
Ich war fassungslos über das Verhalten. Aber ich konnte nichts mehr daran ändern.
Andererseits, woher sollte mein Chef die Sorgen, die wir in der Familie hatten, auch kennen. Ich hatte ja nichts gesagt.
Mir blieb nichts übrig, als mich arbeitslos zu melden und mich von einem Anwalt für Arbeitsrecht beraten lassen, ob diese Kündigung wirksam war. Das hatte ich am Tag nach Weihnachten sofort in Angriff genommen.
Christian beschloss, am Tag nach Weihnachten zur Polizei zu gehen und Anzeige wegen Diebstahls zu erstatten. Seine Freundin Senia war noch bei uns. Er wollte sie zum Bahnhof bringen. Sie sollte wieder nach Hause fahren, weil Christian

angeblich keine Zeit für sie hatte. Ich habe die beiden mit nach Peine genommen und am Bahnhof abgesetzt.
Sie saßen händchenhaltend auf dem Rücksitz meines Autos.
Ein Anblick bot sich mir, der voller Traurigkeit und Verzweiflung war.

Christian hat mit der Hand zwei Mal auf die Haube des Kofferraumes gehauen. Mit den Worten „Tschüss Mama" hat er sich verabschiedet.

Ich fuhr zum Arbeitsamt, um mich dort arbeitslos zu melden.

Christian wollte zur Polizei, nachdem er Senia am Bahnhof verabschiedet hatte. Das war das Letzte, was ich von meinem Sohn gehört habe.

Ich erledigte meine Aufgaben und bin nach Hause gefahren.
Auf dem Weg kam mir ein Krankenwagen mit Blaulicht entgegen. Ich erschrak fürchterlich und ahnte, dass etwas passiert sein könnte.

Am Mittagstisch durchzog mich ein ungutes Gefühl. Ich spürte, dass etwas Schreckliches geschehen war. Mein Mann versuchte, mich zu beruhigen, aber ich konnte diese innere Unruhe nicht loswerden.

Dieses Klopfen mit der Hand auf die Motorhaube meines Autos werde ich nie wieder vergessen.

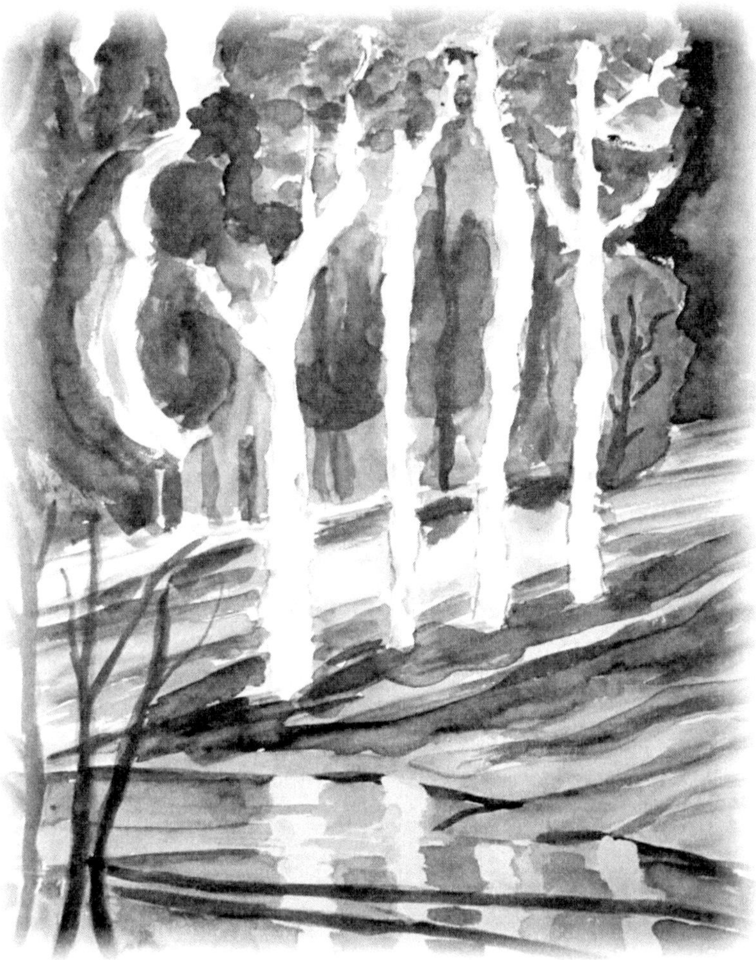

Zauberwald

34 Die schreckliche Katastrophe

Ich wäre am liebsten sofort noch mal losgefahren, um nachzusehen, wo Christian war, und ich hätte ihn dann wieder mit nach Hause genommen. Die innere Unruhe ließ nicht von mir ab. Doch mein Mann versuchte, mich davon abzuhalten. Wo hätte ich auch suchen sollen?

Noch einmal loszufahren hatte sich im selben Moment erledigt, denn statt Christian kamen zwei Polizeibeamte zu uns auf den Hof gefahren.
Mir war es sofort klar! Es war etwas Furchtbares passiert.
Einen Moment später kam auch unsere Pastorin hinterhergefahren.

Die Polizei erzählte uns, dass sich Christian an einer Eisenbahnbrücke vor einen ICE geworfen hatte. Um 13 Uhr, als mich diese Unruhe gepackt hatte, ist das schrecklichste Ereignis passiert, das sich eine Familie vorstellen kann.
Ich wollte es nicht glauben!
Nein, niemals! Ich habe mich gegen die Behauptung der Polizei gewehrt. Ich hab immer nur geschrien, dass sie lügen und damit sofort aufhören sollen. Meine Hysterie wurde immer erbärmlicher.
Es war so schlimm, dass die Polizei den Arzt zur Hilfe holen musste. Der Arzt war in Windeseile gekommen und hat mir eine Beruhigungsspritze gegeben.

In der Zwischenzeit wurden unsere besten Freunde informiert. Sie kamen im Eiltempo an, um uns in dieser schwersten Stunde beizustehen. Auch die Familie ist fassungslos angereist, nachdem sie über das Unfassbare informiert wurde.
Auch Simone und André wurden von den Freunden aufgefangen.

Die Polizei und die Pastorin waren bereits wieder gegangen.
Alle waren da und wollten uns in unserem großen Schmerz trösten.
Aber ich war nicht bereit, das schreckliche Ereignis zu glauben. Ich saß wie gelähmt in der Sofaecke. Irgendwann stand ich auf, um das Zimmer zu verlassen. Eigentlich wollte ich nur zur Toilette, doch ich war einfach umgekippt! Nachdem ich wieder das Bewusstsein erlangte, fand ich mich auf dem Fußboden in unserer Diele wieder. Meine Beine versagten!

Der Arzt wurde erneut gerufen. Er ließ alles in seiner Praxis liegen und ist sofort gekommen, um mir eine weitere Beruhigungsspritze zu geben.

Meine Familie und Freunde haben mich nicht aus den Augen gelassen.
Auch die Geschwister standen unter Schock. Niemand konnte fassen, was passiert war.

Tagelang war ich in einer Schocksituation. Ich bekam Beruhigungstabletten, um nicht völlig durchzudrehen. Ich war unfähig, klare Gedanken zu fassen. Ich weinte tagelang. Dann wiederum waren die Tränen wie erloschen und ich starrte den ganzen Tag durch alle Anwesenden um mich herum hindurch. Für jeden war es das reinste Dilemma, was bei uns in der Familie gerade passiert war.

Einen Tag nach dieser schrecklichen Katastrophe ist mein Mann mit unserem besten Freund zur Unfallstelle an die Bahngleise gefahren. Er wollte sich direkt vor Ort noch mal ansehen, wie sich alles abgespielt haben könnte. Es waren noch sehr viele Spuren von dem furchtbaren Geschehen zu erkennen. Selbst einige menschliche Überreste waren noch an den Gleisen zu finden. Überall war Blut im Schnee. Das kann sich keiner vorstellen, wie es dort noch ausgesehen hat. Diese Bilder bleiben für immer in den Köpfen gespeichert.

Einige Tage später bin ich mit Angelika an die Unfallstelle gefahren. Wir sind allerdings nicht auf die Gleise gegangen. Diesen Anblick hätte ich nicht ertragen können. Mir hat die Vorstellung schon gereicht, wie viel Verzweiflung in meinem Sohn gewesen sein musste, um solch einen Schritt zu machen.

Ich kann bis heute nicht verstehen, warum er nicht mit uns als Eltern über seine riesengroßen Sorgen geredet hat. Mit großer Sicherheit hätte ich diesen letzten Schritt verhindern können.

Eines Tages, kurz nach dem Suizid von Christian, klingelte es an unserer Haustür. Ein junger Mann brachte uns persönliche Papiere von Christian zurück, die er an der Bahnstrecke gefunden hatte. Er hat sich auf den Weg gemacht, um die Strecke abzusuchen, die Christian wahrscheinlich gegangen war, bis er an der Brücke ankam, an der er sich vor den ICE geworfen hatte. Unter dem Schnee auf und neben dem Gleisbett lagen die Wagenpapiere, Christians Personalausweis, sein Führerschein und diverse andere Papiere. Auch sein Portemonnaie lag dort herum. Entweder hat Christian auf dem langen Weg von etwa zwei Kilometern (vom Bahnhof bis zum Unglücksort) alles weggeworfen oder durch den Sog des Zuges sind seine Sachen so weit geflogen, was sehr unwahrscheinlich klingt.

Weshalb die Polizei nicht geschaut hat, ob auf der Strecke irgendwelche Hinweise, die zur Aufklärung beigetragen hätten, liegen geblieben waren, bleibt bis heute ein Rätsel.
Mir war die ganze Geschichte sehr unheimlich. Auf die Frage, warum er sich überhaupt auf den Weg gemacht hatte, sagte der junge Mann, er bewunderte Christian sehr für seinen Mut und seine Motivation für die Flohmärkte.

Er gab an, ein Freund von Christian zu sein. Aber das konnte ich mir beim besten Willen nicht vorstellen. Christian seine Freunde waren anders. Außerdem kannte ich die Freunde. Dieser Junge war mir sehr suspekt. Er ging mit Simone in eine Klasse, daher kannte ich ihn. Es gab aber nie einen Kontakt zu dem Jungen. Ich denke eher, dass Christian von dem jungen Mann beobachtet wurde.

Die Traurigkeit ließ mich nicht los. Ich war dankbar, dass sich meine Freunde um alles kümmerten. Sie waren ständig in der Nähe, um uns in den schwersten Stunden des Lebens beizustehen. Es tat alles so weh. So eine Situation kann man nur einmal durchstehen.

Ich hatte eine Art Schutzfunktion entwickelt, indem ich den Tod von Christian leugnete. Ich wollte es nicht wahrhaben.

Trotzdem musste alles für eine Beerdigung organisiert werden. Wie im Trauma funktionierten wir als Ehepaar und suchten einen passenden Sarg aus, besprachen mit dem Inhaber des Beerdigungsinstituts die weiteren Schritte, die nötig waren.
Die Zeitungsanzeige musste besprochen werden. Eine schwere Herausforderung, die gut überlegt werden sollte. Dabei hat meine liebe Angelika geholfen.
Ich hab mir sogar noch schwarze Kleidung gekauft. Neben dem Beerdigungsinstitut war eine kleine Boutique, in der ich in Windeseile alle kaufte, was vonnöten war. Wie ich das in dieser Situation allein geschafft habe, ist mir bis heute ein Rätsel.

Auch die tröstenden Worte der Pastorin konnten das Leid in unserer Familie nicht lindern.
Mich hat eher aufgeregt, dass die Pastorin bei dem Gespräch zuvor wissen wollte, was ich mit den Sachen von Christian vorhatte. Sie wollte die Garderobe für hilfsbedürftige Jugendli-

che haben. Und das noch, bevor unser Junge zu Grabe getragen wurde.
Für mich ein Unding, sich zu der Zeit mit derartigen Sachen zu beschäftigen.
Am liebsten hätte ich die Pastorin rausgeworfen.
Außerdem glaubte ich ja sowieso nicht daran, dass mein Sohn nicht mehr leben sollte!

Die Beerdigung fand am 3. Januar statt. Es war eisige Kälte. Ich bekam nichts mit, was um mich herum geschah.
Es wurde ein sehr großes Begräbnis. Trotz des frostigen Wetters sind sehr viele Menschen gekommen. Die gesamte Schulklasse und alle seine Freunde und Kollegen waren dabei, um Christian sein letztes Geleit zu geben.
Mit der Musik von der Kelly Familie, Davids Song „Who'll Come With Me?", wurde Christians Sarg zu Grabe getragen.
Diese Musik liebte er schon als kleines Kind über alles. Und auf die Frage: „Who'll come with me?" Na wer schon, ich wäre so gern mit ihm gegangen. Aber nur, um ihn wieder zurückzuholen.

Den Verlust meines geliebten Kindes konnte ich nicht überwinden.
Dennoch hat mich die ganze Zeit die Frage beschäftigt, wen wir dort begraben hatten, denn für mich stand fest, dass Christian jeden Moment um die Ecke kam … Ich warte bis zum heutigen Tag darauf.

Einen Tag nach der Beerdigung von Christian hatte meine Schwiegermutter Geburtstag. Sie wollte diesen Tag auch mit der Familie feiern. Für mich ein Unding, überhaupt an eine Familienfeier im gleichen Haus zu denken. Ich wurde sogar aufgefordert, mich nicht so anzustellen und mit zu ihrer Feier zu kommen. Die Familie meines Mannes hatte es nicht verstanden und vielleicht geglaubt, ich leide an einer Grippe oder Ähnlichem. So viel Unverständnis für meine Situation konnte ich nicht nachvollziehen. Das hat mich so wütend und traurig gemacht, dass ich sie aus unserer Wohnung rausgeworfen habe. Mitgefühl war für die Familie ein Fremdwort. Sie waren ganz anders, als ich es von meiner Familie kannte. Sehr egoistisch und schadenfroh, wenn es anderen schlecht ging. Dann konnten sie tratschen.

Christian und Simone spürten dieses negative Verhalten des Öfteren.

Unfassbares Handeln, was sich die Schwiegereltern und ihre Töchter immer wieder erlaubten. Das war überhaupt nicht im Sinne von Arnold, der sich als Stiefvater die allergrößte Mühe gab, es allen in unserer Familie recht zu machen.

Kurz danach hatte ich einen Traum. Wir wohnten bereits in der neuen Wohnung. Die Wohnzimmerfenster gingen bis auf den Boden. Dort saß ich auf den Knien beim geöffneten Fenster.

Unter der eigentlichen Terrasse klaffte ein tiefes Loch. Mit beiden Händen hielt ich Christian so fest, wie es nur ging. Ich konnte und wollte ihn nicht mehr loslassen. Aber seine Stimme sagte zu mir: „Mama, ich muss dich jetzt loslassen! Ich kann dich nicht mehr festhalten!“

Es klingt so merkwürdig, dass Christian mich festhielt und nicht umgekehrt.

Mit diesem traumatischen Ereignis hab ich mein ganzes Leben zu kämpfen gehabt. Ich war immer unter ärztlicher Betreuung.

Ganze vier Monate hat es gebraucht, bis ich mal wieder richtig schlafen konnte. Nachts habe ich die Minuten gezählt und tagsüber habe ich nichts essen können. Ich hatte viel an Gewicht verloren und sah aus, wie das Leiden Christi. Ich war einfach nicht bereit, mein Schicksal anzunehmen. Mir gingen die Bilder nicht aus dem Kopf, wie die letzten Stunden meines geliebten Sohnes verlaufen sein könnten.

Irgendwann hat mein Arzt mir Schlaftabletten verordnet, die ich nehmen musste, mit dem Argument, mich wieder intensiv um Simone und André zu kümmern und wieder an mich zu denken.

Wie man immer sagt, das Leben geht weiter. Ja, tut es, aber ganz anders als vorher. Mit Schmerzen, die man nie wieder los wird.

Ich habe mich oft in mein Zimmer zurückgezogen, um einfach allein zu sein. Es war mir nicht möglich, meine Traurigkeit zu überwinden.

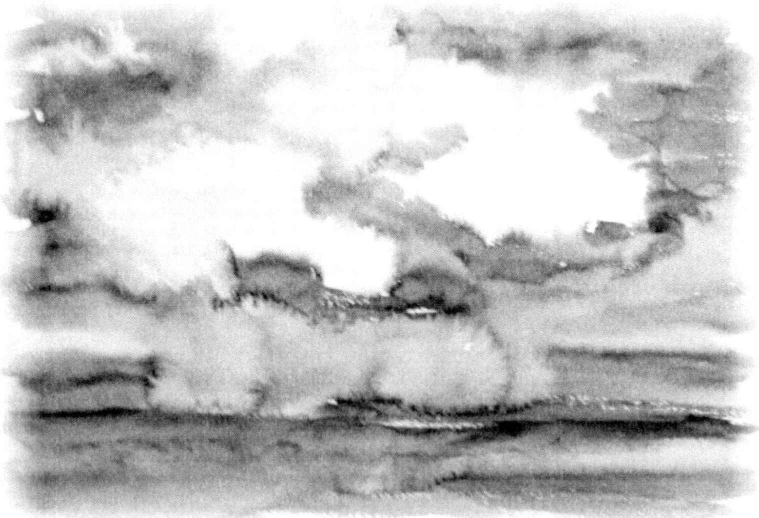

Der Himmel weint

35 Ein anderes Leben

Nach dieser ganzen Tragödie war ich nicht in der Lage, klare Gedanken zu fassen. An manchen Tagen saß ich wie hypnotisiert in der Sofaecke oder lag apathisch in meinem Bett. Nachts gingen mir die Bilder nicht aus dem Kopf. Ich grübelte hin und her, warum wir Christian nicht helfen konnten. Doch niemand konnte mir darauf eine Antwort geben.
Ich fragte mich so oft, warum wir die Situation nicht erkannt hatten. Selbst Simone, die ab und zu mit Christian unterwegs war, hätte sich so ein Ausmaß der Tragödie nicht vorstellen können.
Er könnte noch am Leben sein, wenn er rechtzeitig mit seinen Eskapaden aufgehört hätte. Selbst, wenn er zu einer Strafe für sein Unrecht verurteilt wäre, hätte er ein schönes Leben führen können.

Uns schmeckte keine Mahlzeit mehr, obwohl unsere Freunde sich täglich rührend um uns kümmerten. Es war so schwer, mit den Geschehnissen zurechtzukommen. Simone und André litten unter dem Verlust von Christian natürlich auch sehr. Den Bruder zu verlieren, war für die Geschwister ein genau so schwerer Schlag wie für mich als Mutter. Wie der leibliche Vater von Christian damit umgegangen war, kann ich nicht beurteilen. Ein Kontakt war nicht möglich.
Doch irgendwie musste es weitergehen.

Petra, unsere erste Mieterin, war bereits in die neue Wohnung eingezogen. Aber der Ausbau war ins Stocken geraten. Sie hat die letzten Arbeiten selber vorgenommen, damit es weiterging und die Wohnung bezugsfertig wurde.
Wir waren nicht in der Lage, ihr dabei zu helfen, so traumatisiert verlief unser Alltag.

Nach einiger Zeit bekamen wir aus Polen einen Anruf. Die Polizei hatte das Wohnmobil bereits vor Weihnachten gefunden. Es stand nun auf dem Hof der Polizei. Christian und Matthias hätten es trotz größter Bemühungen nicht gefunden. Matthias war immer noch bei uns und unterstützte die Familie, wo er nur konnte. Zusammen mit meinem Bruder, dem Papa von Markus, sind wir nach Breslau gefahren, um das Wohnmobil dort in Empfang zu nehmen. Wir waren dankbar, dass Matthias uns begleitete, denn wir waren der Sprache nicht mächtig. Es dauerte auch ziemlich lange, bis alle behördlichen Angelegenheiten erledigt waren. Aber auch die dortige Polizei konnte uns nicht genau sagen, was in der Zwischenzeit mit dem Wohnmobil geschehen war.

Als wir das Wohnmobil sahen, waren wir entsetzt und fassungslos. Der Zustand war verheerend. Die Inneneinrichtung war dreckig und kaputt. Die Fenster waren herausgerissen. Es stank bestialisch nach Urin und Zigarettenrauch. Der Anblick des Wohnmobils hat uns alle geschockt.

Ich weiß bis heute nicht, was dort geschehen war. Die Diebe müssen einen derartigen Hass auf Christian und seine Machenschaften gehabt haben, dass sie ihre Wut an dem Wohnmobil ausgelassen hatten. Wir nehmen an, es sind von Christian geprellte Menschen gewesen, die Rache geübt hatten.

Das wird auch der Grund gewesen sein, warum sich Christian das Leben genommen hat. Er fühlte sich bedroht und konnte die Folgen seines Handelns nicht abschätzen. Die Angst vor weiteren Repressalien aus Polen waren ausschlaggebend für seine Ausweglosigkeit. Vielleicht war auch die polnische Mafia hinter ihm her?

Nun mussten wir trotzdem das defekte Wohnmobil mit nach

Hause bringen. Ein Kraftakt der Männer. Mein Bruder fuhr es, mein Mann saß auf dem Beifahrersitz. Sie mussten viel Strapazen mit dem Gefährt aushalten, bis sie es bei uns zu Hause auf dem Hof stehen hatten.
Ich bin mit unserem Auto hinterhergefahren.
Matthias ist zu Hause in Breslau geblieben. Von seinem Vater hatte er bis dahin immer noch nichts gehört.

Das war er aber auch von seinem Vater gewohnt, denn er hat sich des Öfteren für längere Zeit abgesetzt. Trotzdem machte er sich Sorgen, wo er geblieben sein könnte, und was in der Zeit vor Weihnachten überhaupt passiert war.

Später stellte sich heraus, dass er in Untersuchungshaft in Breslau saß. Ob es dabei um das Vergehen mit den defekten Antennen-Anlagen, oder ob es um den Diebstahl des Wohnmobils ging, konnten wir leider nicht erfahren.
Das war mir in meinem Schmerz auch ziemlich egal.

Irgendwann erfuhren wir von Matthias, dass sein Vater wegen Körperverletzung in Haft war.

Das Wohnmobil haben wir erst einmal in unserer Scheune abgestellt. Was damit geschehen sollte, wussten wir zu dem Zeitpunkt noch nicht.
Es reichte, eine Entscheidung im Frühjahr zu treffen.

Nun war es wichtiger, dass wir mit unserer eigenen Wohnung weiterkamen, denn auch wir wollten bald dort einziehen. Die liegen gebliebenen Arbeiten wurden nach und nach fertig. Wie stürzten uns in die Arbeit. Das war ein gutes Mittel, um mit der schlimmen Zeit einigermaßen umzugehen.

So kämpften wir uns wieder in den Alltag zurück. Doch in den viel zu langen Nächten lag ich nach wie vor immer wach. Ich konnte einfach nicht schlafen und zählte die Minuten. Ich habe versucht, das schreckliche Ereignis zu verarbeiten. Geglückt ist es mir verständlicherweise nicht.

Ich musste etwas tun, damit es mir und der ganzen Familie wieder besser ging.
Den Verlust von Christian konnten wir nicht ändern, aber nun wieder mehr Kraft für die Familie zu haben, hatte oberste Priorität.

Auf ärztliche Unterstützung konnte ich mich verlassen, wenn es nötig war.

36 Umzug in die neue Wohnung

(Was soll mit dem Papagei werden?)

Wir waren froh, dass nun auch unsere eigene Wohnung fertig war. Die neue Küche war eingebaut. Der Umzug konnte stattfinden. Mit unseren Freunden konnten wir die Möbel rüberbringen und uns im neuen Heim einrichten. Wir fühlten uns sehr wohl in der neuen Wohnung. Der direkte Weg in den Garten war eine große Bereicherung für uns. Terrassentüren waren im Wohnzimmer und in der Küche. Dort, in einer großen Voliere, stand der Papagei von Christian vor der Tür zum Garten.

Den Papagei konnten wir nicht weggeben. Christian hatte ihm das Sprechen beigebracht. Er sagte immer: „Komm doch mal her, kleiner Räuber." Den Graupapagei hatte Christian schon ziemlich lange. Mit Vorliebe verspeiste er mit Schokolade gefüllte Kekse. Das hat Christian ihm auch angewöhnt.
Leider war der Papagei es gewohnt, frei in der Wohnung zu fliegen, was bei uns nicht möglich war. Schweren Herzens haben wir ihn nach einiger Zeit doch hergeben müssen. Damit hatte André seine Probleme, denn er konnte es nicht einsehen, dass wir uns um den Papagei nicht kümmern konnten. Er hätte ihn am liebsten behalten.
Auch Simone war nicht in der Lage, den Papagei bei sich aufzunehmen.
Traurig über diese Situation suchten wir nach einem passenden Käufer.
Ein Züchter aus der Nähe von Braunschweig hat den „Kleinen Räuber" dann mit samt der großen Voliere abgekauft.

37 Grabgestaltung

Als wir nach einiger Zeit den Film entwickeln ließen, auf dem unser Freund das Grab von Christian mit all seinen Kränzen und den vielen Blumen fotografierte, sind wir fast vom Glauben abgefallen. Der Film war doppelt belichtet und im Hintergrund dieser Bilder war der letzte Urlaub von Christian und seinem Freund Bolek zu sehen. Der Tunesien-Urlaub, den sie sich zuvor gönnten, war auf diese Weise Gegenstand der tragischen Entwicklung geworden. Auf einem Kamel sitzen die beiden und genießen offenbar ihren Urlaub in vollen Zügen. Und dann ein Blumenmeer auf seinem Grab.
Unfassbar, wie so etwas möglich war. Aber es sollte wohl so sein, dass das Leben und der Tod so nah beieinanderliegen. Das Schicksal wollte es nicht anders.

Der tägliche Weg zum Friedhof hat nicht gerade viel dazu beigetragen, wieder ins normale Leben zurückzufinden. Aber ich wollte auch nicht darauf verzichten. Von unserem neuen Schlafzimmerfenster hatte ich den direkten Blick auf den Friedhof. Das Grab konnte noch nicht hergerichtet werden, weil der Frost des Winters noch in der Erde war.
Das konnten wir erst im Frühjahr gestalten.
Da wir viele Findlinge hatten und unser Freund einen Steinmetzbetrieb besaß, war es für uns gar keine Frage, das Grab mit einem Findling auszustatten.
Wir suchten einen sehr schönen, großen Stein aus, der aber durchgetrennt werden musste.

Kein Problem für unseren Freund. Er hat das Grab sehr schön gestaltet.
Auf dem Stein wurde ein kleiner Vogel gesetzt, der wie die Buchstaben aus Bronze waren.
Doch die Buchstaben mit dem Namen von Christian waren so

unwirklich, dass ich nur noch weinen konnte. Geglaubt hatte ich immer noch nicht, dass mein Sohn dort in der kalten Erde liegen sollte.

Doch mit dem Einverständnis des Friedhofsamtes, wie ich das Grab gestalten wollte, gab es Probleme. Sie wollten mir untersagen, auf der Grabfläche kleine Kieselsteine zu platzieren. Ich wollte nur eine kleine Fläche für die Bepflanzung haben.
Es bedurfte einiges an Diskussionen mit dem Friedhofsamt, bis ich meine Vorstellung der Grabgestaltung durchgesetzt hatte.

Ich konnte nicht verstehen, warum man Trauernden nicht nach eigenen Vorstellungen die Gestaltung der Gräber überließ.

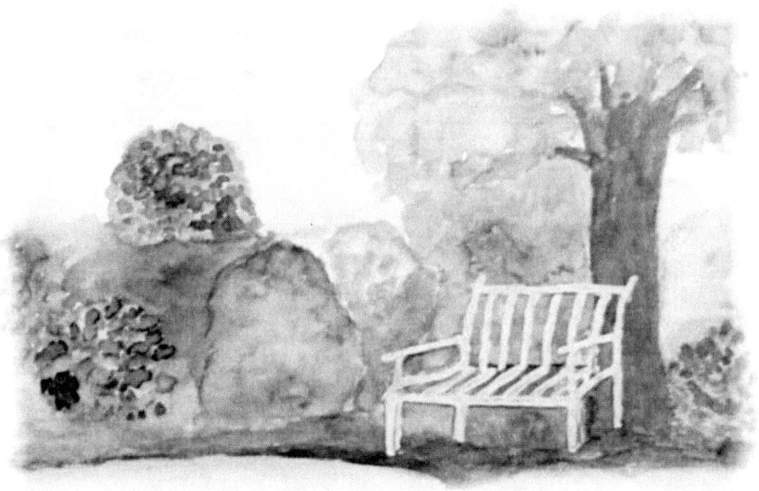

Stille auf der Bank

38 Neue Mieter

Nun war es an der Zeit, langsam unsere alte Wohnung ganz leer zu räumen und zu renovieren. Viel brauchten wir nicht zu machen, denn es war noch alles ganz ordentlich und sauber. Für eine neue Vermietung gute Bedingungen, um sofort einziehen zu können. Drei Zimmer, Küche, Bad, war für eine Familie genau das Richtige.

Eine Anzeige in der Tageszeitung hatte genügt, um sofort einen Mieter zu bekommen. Die Schulfreundin von Christian rief an und hatte sich für einen ihrer Kollegen nach der Wohnung erkundigt. Sie kannte unsere Wohnung gut und hatte sie ihrem Kollegen empfohlen. Sie war oft bei uns und wusste, wie die Wohnung aussah.

Wir hatten nur ein Problem mit der Wohnung. Sie war sehr niedrig, so wie es oft in alten Bauernhäusern im oberen Stockwerk üblich war.
Auf die Frage von mir, wie groß denn der Kollege sei, musste sie gleich lachen. Es fiel ihr sofort wieder ein, dass sich große Leute bei uns immer bücken mussten. Aber bei ihrem Kollegen passte die Körpergröße ideal.

Er kam noch am selben Abend vorbei, um sich die Wohnung anzusehen, und war von der Größe der Wohnung begeistert. Sofort hat er den Mietvertrag unterschrieben.
Ein junger Mann, der gut in unsere Hausgemeinschaft zu passen schien.
Unser Eindruck täuschte uns nicht.
Irgendwann hatte unsere Simone die Idee, mit ihrem damaligen Freund in die Wohnung von Christian zu ziehen. Bis dahin hatte sie in der Stadt eine kleine Wohnung, damit sie besser zum Bahnhof kam, um dort ihre Ausbildung zur Erzieherin in

Braunschweig zu absolvieren.

Nun mussten wir endlich anfangen, bei Christian auszuräumen. Das fiel uns sehr schwer. Vieles von seiner Garderobe habe ich unserem Freund Jürgen mitgegeben, damit er die Sachen einem Jugendheim zur Verfügung stellen konnte.

Einiges von Christians Haushalt konnten wir behalten und die Möbel haben Simone und André unter sich aufgeteilt.
Trotzdem war es ein emotionaler Kraftakt für uns alle.

Simone und ihr Freund Jürgen hatten es sich in der Wohnung recht gemütlich gemacht.

Als große Herausforderung empfanden wir es, dass sie sich weiße Mäuse halten wollten. Das war so schrecklich. Die ganze Wohnung stank bestialisch nach den Mäusen. Und sie vermehrten sich unaufhörlich. Das endete allerdings damit, dass ich ihnen das Halten der Mäuse verbot. Die Mäuse wurden eines Tages in der Feldmark ausgesetzt. Simone hatte auch eingesehen, dass es so nicht weitergehen konnte.

Das Thema mit der Mäusehaltung hatte sich erledigt. Ich war froh darüber. Allerdings interessierten sie sich nun für Pflanzen, die sie in der Wohnung züchteten. Im Grund eine lohnenswerte Angelegenheit. Doch in diesem Fall war das anders. Sie hatten sich eine Plantage mit Cannabis-Pflanzen angelegt. Als ich davon erfuhr, bin ich fast in Ohnmacht gefallen.
Die Pflanzen mussten sie sofort vernichten. Da kannte ich kein Pardon.
Irgendwann war es den beiden zu anstrengend, bei uns auf dem Hof zu wohnen.
Die Beziehung zwischen Simone und Jürgen stand auch nicht zum Besten.

Erschwerend kam noch hinzu, dass Arnold immer wieder Stress machte, denn er hatte den Lebenswandel von Simone leider nie richtig akzeptiert. Daher gab es bei vielen Gelegenheiten Spannungen zwischen den beiden. Schon als kleines Kind hat sich Simone nie gerne in seiner Nähe aufgehalten. Er konnte manchmal auch sehr gemein zu den Kindern sein.
Das tat auch mir sehr weh, denn ich konnte dieses Verhalten nicht recht nachvollziehen.

Das war nicht immer so, jedenfalls meine Empfindung war etwas anders. Allerdings ging er mit André liebevoller um.

Leider kam es bei einem Fototermin auf der Konfirmation von André zu einem sehr unschönen Ereignis. Als es hieß, jetzt soll die Familie auf dem Foto zusammenstehen, hat Arnold Simone nicht dabei haben wollen. Das hat sie so sehr gekränkt, was ich sehr gut verstehen kann.
So ein unmögliches Verhalten in der eigenen Familie ist absolut inakzeptabel. Simone gehört natürlich wie jedes Familienmitglied dazu. Sie hat sich durchgesetzt und ist mit auf dem Familienfoto. André hätte es auch nicht verstanden, warum sein Vater so entscheiden wollte.
Wenn ich diese Aktion von Arnold mitbekommen hätte, hätte es einen fürchterlichen Streit zwischen mir und meinem Mann gegeben.

Die Folge aus diesen ständigen Querelen war, dass sich Simone eine andere Wohnung gesucht hatte.
Die Renovierung der Wohnung, in der sie wohnten, war nicht ganz einfach. Durch die Cannabis-Zucht hatten sie in einem Raum Alufolie an die Wände und Decken getackert. Das mussten wir mühevoll wieder entfernen.
Der Fußboden musste erneuert werden und die Wände bekamen neue Tapeten.

Wir überlegten, was nun mit der Wohnung von Christian geschehen sollte. Dann kam uns die Idee, eine Art Gästezimmer oder W-G daraus zu machen.

Ich habe die Zimmer bei der Fremdenverkehrsgesellschaft unserer Kleinstadt angemeldet in der Hoffnung, die Zimmer an Monteure zu vermieten. Das ging schneller, als ich geglaubt hatte.
In kürzester kam die erste Anfrage nach freien Zimmern für drei Monteure. Ich habe sofort zugesagt. Die Zimmer waren vermietet, obwohl noch nicht ein Bett oder Schrank vorhanden waren. Noch am selben Tag sind wir zu Ikea gefahren und haben die gesamte Einrichtung für die neuen Gästezimmer gekauft.
Das ganze Wochenende stellten wir Möbel auf.

Nun waren drei Zimmer fertig eingerichtet und strahlten dank unserer liebevollen Einrichtung den neuen Bestimmungen entgegen.

Das Bad und die Küche mussten die Mieter sich teilen.

Die Küche musste mit allen nötigen Utensilien eingerichtet werden, bevor am nächsten Montagabend die Monteure eintrafen.
Sie kamen aus Leer und hatten den Auftrag, die Gartenanlage des neu gebauten Autohofes an der Autobahn in unmittelbarer Nähe zu uns, zu gestalten.
Es waren sehr angenehme Mieter, die bei uns einquartiert waren. Leider waren sie nur ein paar Wochen bei uns zu Gast.

Es dauerte aber nicht lange, bis wieder eine Anfrage kam. Eine junge Französin hatte in der Nähe einen Praktikumsplatz und blieb für drei Wochen bei uns. Von unserer flachen Gegend war sie sehr angetan. Sie kam aus der Bretagne und wohnte zu Hause umgeben von hohen Bergen.

Dann wechselten die Mieter immer wieder nach einiger Zeit. Aus dem Osten, der noch nicht sehr lange wieder geöffnet war, kamen einige junge Leute zu uns. Thorsten, ein junger Mann aus Aschersleben, wohnte sehr lange bei uns. Er hatte einen sehr guten Draht zu Arnold und hatte dadurch einen guten Familienanschluss gehabt.

Auch mit André und Matthias, der immer mal wieder bei uns zu Besuch war, verstanden sich die jungen Leute prächtig.
Es war ein harmonisches Leben mit allen Mietern bei uns auf dem Hof. Abends machten wir gemeinsame Radtouren durch unsere Gegend. Es wurde gemeinsam gegrillt oder Feste gefeiert. Eine sehr schöne Hausgemeinschaft, bei der sich alle wohlfühlten.

Aber es war ein stetiges Kommen und Gehen unter den Mietern.
Es gab auch einige darunter, die zu gerne unseren Hausfrieden gestört hätten. Doch das ließen wir nicht zu. Nach kürzester Zeit mussten wir den jungen Leuten wieder kündigen.

39 Marie allein in Breslau

Nach dieser ganzen Katastrophe war es mir ein sehr großes Bedürfnis, allein auf die Suche zu gehen, um zu erfahren, was sich in der Zeit vor Christians Tod in Breslau zugetragen haben könnte. Da ich aus meinem Neffen nichts als Schweigen herausbekam, wollte ich auf eigene Faust nach den Ursachen dieses Desasters forschen. Ich machte mich auf den Weg mit dem Auto nach Breslau. Es war nicht das erste Mal, dass ich in Breslau war. Christian hatte André und mich schon einmal mitgenommen.

Dort waren wir dann zu Gast bei Matthias. Er hat uns mit seiner Freundin die Stadt und die umliegende Gegend gezeigt. Auch seine Großeltern haben uns immer sehr freundlich aufgenommen.

Ich konnte mich noch erinnern, dass es auf dem Weg zu meinem Ziel zwei Aral-Tankstellen gab. In der Nähe was das Zuhause unseres Freundes, der mich inzwischen zu seiner Ersatz-Mama erklärt hatte.

Mit dem Polnisch-Wörterbuch hatte ich keine Bedenken, mich auf den Weg zu machen.

Ganz zum Verdruss meiner Familie, die ich auf keinen Fall dabei haben wollte. Diesen Weg wollte ich ganz alleine gehen.

Ich bat mit meinem schlechten Englisch und dem Wörterbuch einen Taxifahrer um Auskunft. Angenehm überrascht über die gute Beschilderung an jeder Kreuzung, die die grobe Richtung der nächsten Stadt anzeigte, fand ich ohne weitere Probleme mein Ziel.

Es machte mich richtig stolz, ganz allein mit dem Auto bis nach Breslau gefahren zu sein.

Ein Navigationsgerät gab es nicht in meinem Auto.

Am nächsten Tag sind Matthias und ich gemeinsam zur Polizei

gefahren, um in Erfahrung zu bringen, wo das Wohnmobil von Christian gefunden wurde und in welchem Zustand es zu dem Zeitpunkt schon war. Die Auskunft der Beamten war sehr dürftig und hat nicht zu den gewünschten Antworten geführt. Sie waren der Ansicht, mehr beim Gericht zu erfahren, denn in der Zwischenzeit hatten sie den letzten Begleiter unseres Neffen festnehmen können. Es war der Vater von Matthias.

Aber auch dort wurden keine Antworten, die uns interessierten, gegeben. Nicht einmal der Sohn konnte in Erfahrung bringen, was mit seinem Vater geschehen war.
Völlig frustriert über diese Aktion bin ich am nächsten Tag wieder nach Hause gefahren.
Allerdings nicht ganz allein, ein anderer polnischer Freund, der sich um die Bausituation auf unserem Hof kümmerte, wollte noch einmal mitkommen. Es gab noch viel zu arbeiten. Für ihn wieder eine gute Chance, in Deutschland etwas Geld zu verdienen. Er wohnte in der Nähe der russischen Grenze und ist mit dem Bus zum Treffpunkt gekommen.
Über Görlitz sind wir Richtung Heimat gefahren. Durch eine Umleitung auf der Autobahn fuhr ich erst einmal in die falsche Richtung. In der Nähe des Spreewaldes hatten wir wieder die Auffahrt zur Autobahn gefunden und konnten den Weg ohne weitere Verzögerungen nach Hause fortsetzen.

Am nächsten Tag, als ich zum Grab von Christian ging, bekam ich einen Weinkrampf, der den Rest des Tages nicht wieder aufhören wollte. Ich konnte mich nicht mehr beruhigen. Ob es die Enttäuschung war, ohne Antworten nach Hause zu kommen, oder ob es die Zeit war, noch einmal allein zu trauern. Oder beides. Die Trauer war einfach so überwältigend.

Völlig erschöpft legte ich mich ins Bett und konnte mal wieder nicht eine Minute schlafen. Ich war immer noch so aufgewühlt und enttäuscht, dass ich keine nennenswerten Auskünfte in Breslau bekam. Meine Erwartungen waren anscheinend zu hoch.

Trost habe ich in diesen Momenten von meiner besten Freundin Angelika bekommen. Sie und Jürgen standen immer an meiner Seite, wenn es nötig war.

40 Das Wohnmobil

Lange stand das defekte Wohnmobil von Christian in der Scheune auf unserem Hof. Irgendwann konnten wir uns daran machen, es zu reparieren. Es war nicht ganz einfach, aber wir haben es mithilfe des Autohändlers wieder ansehnlich machen können. Es bekam neue Fenster und auch die Innenausstattung wurde erneuert. Unser Ziel war es, einmal damit in den Urlaub zu fahren.
Wir wollten einmal das Gefühl spüren, wie Christian sich bei den Reisen gefühlt haben könnte, als für ihn noch die Welt in Ordnung war. An die kriminellen Geschichten wollten wir nicht denken, die Christian mit dem Wohnmobil erlebt hatte.
Mit André sind wir in den Sommerferien an die Cote d'Azur nach Südfrankreich gefahren. Er wollte so gerne mitfahren. Das war für uns auch sehr wichtig. Er hatte auch sehr unter dem Tod von Christian gelitten.

Denn bei den Großeltern wollte er auf keinen Fall bleiben. Er war zu der Zeit gerade einmal 12 Jahre alt. Simone wohnte bereits in einer eigenen Wohnung und musste immer nach Braunschweig zur Schule.

Jetzt, wo ich dabei bin, unsere ganze Geschichte aufzuschreiben, hat Simone mir erzählt, dass sie es ganz schlimm fand, dass wir das Wohnmobil von Christian genommen hatten, um damit in den Urlaub zu fahren. Sie empfand es als Verrat an ihrem geliebten Bruder.

Ihre Sichtweise hatte ich nicht so erfassen können. Das tat mir im Nachhinein unendlich leid, dass sie es so schlimm empfunden hatte.

Nun, wir sind gefahren und haben einen Urlaub erlebt, den ich

allerdings auch nicht wieder machen würde. Es war zwar sehr schön dort in Südfrankreich, aber die ganze Fahrerei mit dem Wohnmobil war uns sehr fremd. Die Enge war sehr gewöhnungsbedürftig für uns.
Für André war die Reise sehr langweilig, was ich auch verstehen konnte. Wir mussten für ihn etwas finden, was ihm Spaß machte, und nicht nur die Gegend anschauen, die wir natürlich sehr schön fanden.
Doch die Hitze konnte ich damals schon nicht mehr so gut vertragen.
Und tatsächlich haben wir für André das Richtige gefunden. Er hat sich für einen Wasserski-Kurs angemeldet. Mit einem Schnellboot wurde er über die Wellen gezogen. Das hat ihm sehr viel Freude gemacht. Ein paar Tage blieben wir in Cannes, wo er sich bei seinem neuen Hobby austoben konnte. Nach gut einer Woche ging die Fahrt wieder nach Hause.

Mit vielen neuen Erfahrungen im Gepäck kamen wir wieder zu Hause an. Wir wurden bereits erwartet, von all unseren Mietern und Freunden. Sie wollten sofort wissen, wie es uns auf unserer Reise in die Vergangenheit von Christian ergangen war.

Als Fazit konnte ich sagen … Camping ist nicht unsere Sache.

André zuliebe sind wir noch ein / zwei Mal mit dem Wohnmobil unterwegs gewesen. Hauptsächlich dorthin, wo er Wasserski fahren konnte. Es gab nur einen See, auf dem das möglich war und der war in der Nähe von Magdeburg.

Zum Herbst hin haben wir das Wohnmobil verkauft.
Ich war froh, das Vehikel los zu sein, denn der tägliche Anblick hat immer wieder tiefe Wunden gerissen und unseren Schmerz noch vergrößert.

41 Kosten ... Kosten ... Kosten (die Schwiegereltern)

Wir hatten es uns in unserer neuen Wohnung sehr schön eingerichtet und fühlten uns nach langer Zeit endlich wieder richtig wohl.
Teuer genug war der ganze Um- und Ausbau sowieso. Aber dann kamen die Schwiegereltern auf die Idee, wir sollten ihnen auch neue Fenster und eine neue Heizung für ihre Wohnung einbauen. Nur sie wollten es nicht selber bezahlen. Wie konnten sie sich nur so etwas ausdenken! Jeder Pfennig, den wir verdienten, ist sowieso schon in das Anwesen geflossen.

Mit dem Argument „Ihr bekommt ja sowieso mal alles", war es für die Herrschaften ganz klar, dass die Kosten auf unsere Schultern zu übertragen sind.
Und das, obwohl das ganze Anwesen immer noch nicht auf meinen Mann überschrieben wurde. Wir konnten keine Kosten beim Finanzamt absetzen, weil es nicht uns gehörte.
Diese Forderung fanden wir unerhört von den Schwiegereltern. Unser Protest führte endlich dazu, meinem Mann das Anwesen zu überschreiben. Aber mit der Auflage, es in der Blutslinie der Familie zu belassen. Das war im Höferecht so verankert, damit die bäuerlichen Anwesen nicht in fremde Hände verkauft wurden.
Zudem wurde ihnen ein Altenteil-Gebäude überschrieben, das sie kostenlos bewohnen durften. Ein Knebelvertrag, den der Sohn als Hoferbe nicht ausgeschlagen hatte. Leider. Er hat sich auf alle Forderungen seiner Eltern und deren Rechtsanwalt eingelassen.
Ein Fehler, wie sich im Nachhinein herausstellte.

Trotzdem hatten wir 4 Mietwohnungen in dem alten Gebäude

gebaut, das Dach der großen Diele erneuert und dadurch die Diele zu einem Schmuckstück ausgebaut. Wir kümmerten uns um die Erneuerung der Heizung und der Fenster für die Schwiegereltern.

Dazu mussten sie aber ihren Beitrag selber leisten. Wir haben hart dafür gearbeitet, damit wir einen einigermaßen guten Lebensstandard erhalten konnten.

Der Garten war gut angelegt. Der Hof lud zum Verweilen ein. Im Eingangsbereich befand sich eine kleine Terrasse, die zum Eingang unserer Wohnung führte. Da unsere Wohngemeinschaft sehr freundschaftlich war, hatte jeder die Möglichkeit sich dort hinzusetzen, wenn er Gesellschaft haben wollte.
Rückzugsmöglichkeiten waren in der neuen Wohnung auf der Gartenseite vorgesehen.

Bei der Überschreibung des Hofes auf meinen Mann wurde eine Klausel vereinbart, die vorsah, dass das Anwesen nur auf unseren gemeinsamen Sohn zu übertragen sei. Ich war sehr traurig darüber, dass es mir nicht möglich war, dort ein Wohnrecht auf Lebenszeit zu erhalten.
Ganz im Gegenteil, es sollte so sein, dass ich für die Pflege der Schwiegereltern bereitstehen sollte, wenn dies erforderlich werden würde. Darüber war ich richtig sauer, weil sie nie etwas in ihr Anwesen investiert hatten. Das war dann unsere Aufgabe. Vor allem, was ich für Erfahrungen nach dem Tod von Christian mit der Familie hatte, wollte ich auf gar keinen Fall in diese Verantwortung mit hineingezogen werden.

Als wir vor vielen Jahren dort eingezogen waren, war das Dach so undicht, dass bei Christian im Zimmer Schnee lag. Sogar in seinem Bett und den Haaren hatte er die weiße Pracht. Der gesamte Dachboden war voll Schnee, wenn der Wind richtig

durchgepustet hatte. Mit einem Schneeschieber und Besen musste der Schnee entfernt werden, damit es nicht noch mehr durch die Decken in das Untergeschoss tropfte, wenn der Schnee anfing zu tauen.
Bis wir die ersten Renovierungsarbeiten bezahlt hatten, vergingen einige Jahre.
Die waren aber auch nötig, damit wir als Familie überhaupt dort wohnen konnten.

Eines Morgens, gegen sechs Uhr wurden wir vom Schwiegervater angerufen. Der Mutter ging es sehr schlecht. Nach kurzem Begutachten wurden sofort der Arzt und der Krankenwagen angerufen. Sie kam mit Blaulicht ins Krankenhaus. Wir wollten später nach ihr schauen und ihr die Tasche mit den nötigen Sachen mitnehmen, denn es sah nach einem längeren Aufenthalt im Krankenhaus aus.

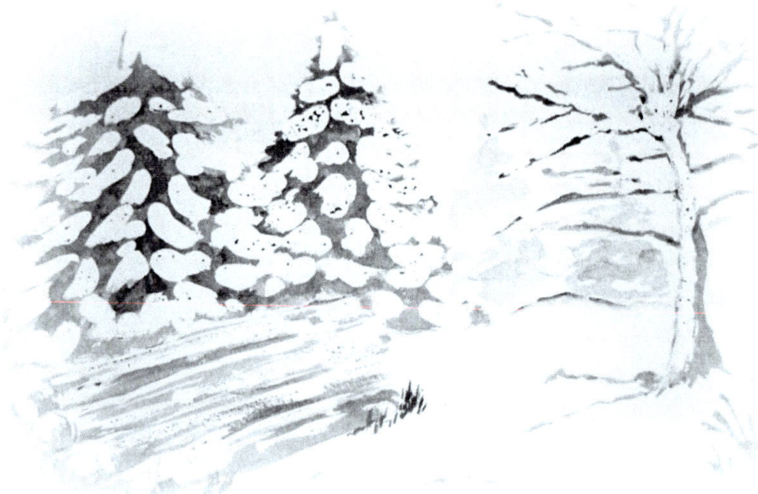

Winterkälte

Als wir gegen 11.00 Uhr im Krankenhaus ankamen, mussten wir warten, bis der Arzt uns empfing. Die Nachricht, dass sie diesen Herzinfarkt nicht überlebt hatte, traf ihren Sohn zutiefst

Nach meinen eigenen Erfahrungen, nach dem Tod von Christian, hat es mich nicht sonderlich gerührt. So, wie sie damals mit meiner Trauer umgegangen sind, konnte ich kein Mitgefühl für meine Schwiegermutter empfinden. Ich habe getan, was nötig war, aber auch nicht mehr.

Später musste ich mich notgedrungen, um die wichtigsten Belange des Schwiegervaters kümmern. Ich habe für ihn eingekauft, was er brauchte.
Alles andere, was gemacht werden musste, hat seine Tochter geregelt.
Ich konnte es nicht vergessen, wie sie mich behandelt hatten.
Meine These zu solchen Menschen war: „Jeder bekommt seine Strafe, das wird Gott schon richten."
Klingt hart und gemein, aber für mich ist es die reine Wahrheit.

42 André

(Faschingsfeiern als Leidenschaft)

Als sein großer Bruder starb, war André fast 12 Jahre alt. Auch für ihn war es sehr schwer, mit dem Verlust klarzukommen. André brauchte sehr viel Aufmerksamkeit. Trotzdem war er ein fröhlicher Mensch. Er hatte wie sein Bruder immer viele Freunde um sich. In seine Klasse gingen 5 weitere Jungen aus unserem Dorf, mit denen er viel Kontakt hatte.
Die Jugendfeuerwehr war auch für ihn ein wichtiger Treffpunkt, seit er 10 Jahre alt war. Bei den Aktionen, die dort jedes Jahr geboten wurden, waren die Kinder mit großem Eifer dabei. Es war üblich, dass die Eltern mit den Kindern zum Osterfeuer gingen. Meistens war es eine matschige Angelegenheit. Es regnete eigentlich jedes Jahr im Frühling, sodass die Äcker sehr nass waren. Und ausgerechnet dort fand das Osterfeuer jedes Jahr statt. Für die Kinder ein richtiges Vergnügen.

Es kam sogar einmal so weit, dass André mit nur einem Gummistiefel zurückkam, weil ihm der andere im Matsch steckengeblieben war. Er war auch nicht mehr aufzufinden. Den Stiefel hat der Bauer sicherlich irgendwann mal ausgepflügt, als er seinen Acker bearbeitet hat.
Für mich als Mutter war es immer eine große Herausforderung mit den nach Rauch stinkenden Klamotten und den verdreckten Kindern. Das mochte ich überhaupt nicht, weil ich ja gerade die gesamte Wohnung wegen des Osterfestes geputzt hatte. Aber da musste ich durch.

Auch in der Schule war André sehr beliebt, nicht nur weil er sich viel im Schulwesen engagierte. Organisationen waren seine große Leidenschaft in der Schule. Vor allem, wenn es darum ging, Feste zu organisieren.

Bei einer Faschingsparty hat er den ersten Platz mit seinem Kostüm belegt. Und damals war er bereits in der neunten Klasse, was diese Angelegenheit noch komischer erscheinen ließ, denn er hatte sich als Biene Maja verkleidet. Mit meiner Hilfe bekam er wunderschöne Flügel angelegt, die ich aus Draht mit Zellophanpapier umwickelt hatte. Gelbe Streifen hat er sich auf ein schwarzes T-Shirt und eine schwarze Hose geklebt. Er sah damit zum Piepen aus. Man kennt dieses Kostüm eigentlich nur bei kleinen Mädchen.

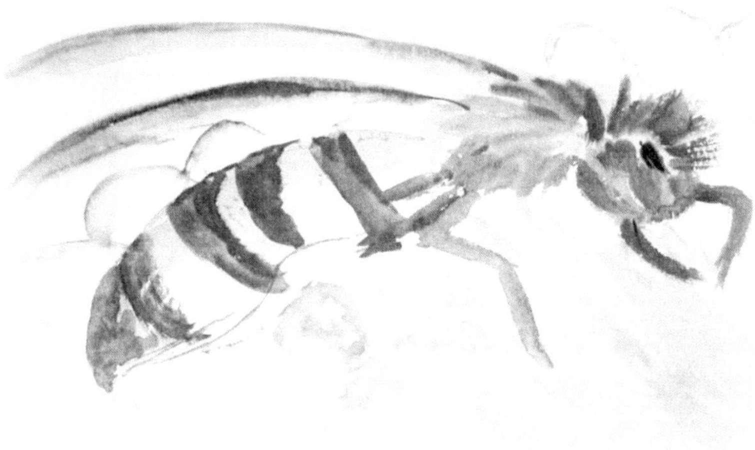

Biene im Flug

Das war aber nicht das einzige lustige Kostüm, das er bei den Faschingsfeiern anhatte. Verkleiden war schon seit der Kindergartenzeit angesagt.
Sogar als Ehepaar sind André und sein Freund Marko zum Fasching in die Schule gegangen. André mit Zylinder und Zigarre im alten Anzug und Marko in einem hübschen Kleid. Diese

Kleidung konnten wir günstig in einem Secondhand-Shop einer Altkleidersammlung bekommen.

Der Höhepunkt dieser Albernheiten war der alljährlich wiederkehrende Auftritt der Junggesellschaft beim Karneval unseres Dorfes. Im Badeanzug von Tante Martha wurde eine Tanzdarbietung aufgeführt. Das sah so komisch aus und alle lachten herzhaft darüber. Tante Martha war bestimmt schon 80 Jahre alt und ihr Badeanzug kaum jünger als sie. Die ganze Gruppe hatte sich von wer weiß woher alte Badeanzüge organisiert.
Solche Aktionen hat André jedes Jahr wieder in vollen Zügen genossen und mit Eifer bei den anstehenden Festen geholfen. So war Christian aber auch, immer hilfsbereit und für andere Menschen da.

44 Dem Bierbrauen genähert

Auch in den Ferien hatte sich André eine Arbeit gesucht, um sein Taschengeld aufzubessern. Für eine ortsansässige Brauerei hat er Proben von der geernteten Gerste genommen, die die Bauern zum Verkauf an die Brauerei ablieferten.

Das war der Anfang seines Wunsches, das Handwerk des Bierbrauens zu erlernen.

André hat trotzdem seine Freizeit in vollen Zügen genossen. So wie sein großer Bruder war er immer gern unterwegs mit seinen Freunden. Nicht nur mit dem Motorrad.
Seine große Leidenschaft waren die Besuche der Love Parade in Berlin. Für dieses Ereignis hat sich André ein besonderes Outfit zugelegt. In einem silberglänzenden Overall fühlte er sich für Berlin besonders gut angezogen.
Sogar die Haare wurden für dieses Ereignis blau gefärbt. „Auffallen um jeden Preis“ – das war für die Freunde das Motto. Ein aufregendes Wochenende in Berlin stand an. An Schlafen war nicht zu denken. Mit viel zu lauter Musik und ihrer Meinung nach bester Stimmung haben sie die Love Parade gefeiert. Leider waren diese Besuche in Berlin nicht ganz ohne! Die Jungs hatten gleichgesinnte Freunde gefunden, die nicht nur zum Feiern bei der Love Parade waren, nein, sie konsumierten auch diverse Drogen.
Zu Hause ging das leider so weiter. An den Wochenenden trafen sich einige Freunde, um gemeinsam aus Wasserpfeifen die verschiedensten Drogen einzunehmen und zu rauchen. Angeblich war das noch harmloser als Zigaretten rauchen. Damit hatte er auch gar nicht erst angefangen.

Das war für mich ein großer Schock, zu sehen, wie sich die Jungs mit den Drogen die Gesundheit ruinierten. Ich verstand es nicht, warum diese Art Drogen so verharmlost wurden, darum zertrümmerte ich die Wasserpfeife vor Wut, denn ich konnte es nicht einsehen, dass mein Kind zum Drogenjunkie werden sollte. Das wollte ich auf keinen Fall und ich versuchte, es mit allen Mitteln zu verhindern. Doch zum nächsten Wochenende wurde wieder eine neue Flasche angeschafft. Angeblich wird man nicht abhängig davon, so die Aussage von André. Aber da hat er sich getäuscht. Ich hatte leider keinen Einfluss mehr auf die Entwicklung mit der Einnahme der Drogen.

Es waren Gott sei Dank nicht so viele Drogen, dass die täglichen Aufgaben mit Schule und Arbeit nicht geschafft wurden. Ich weiß nicht, was genau die Jungs damals eingenommen hatten.

Als André die Schule beendet hatte, war er immer noch nicht ganz vom Rauchen der Wasserpfeifen losgekommen.

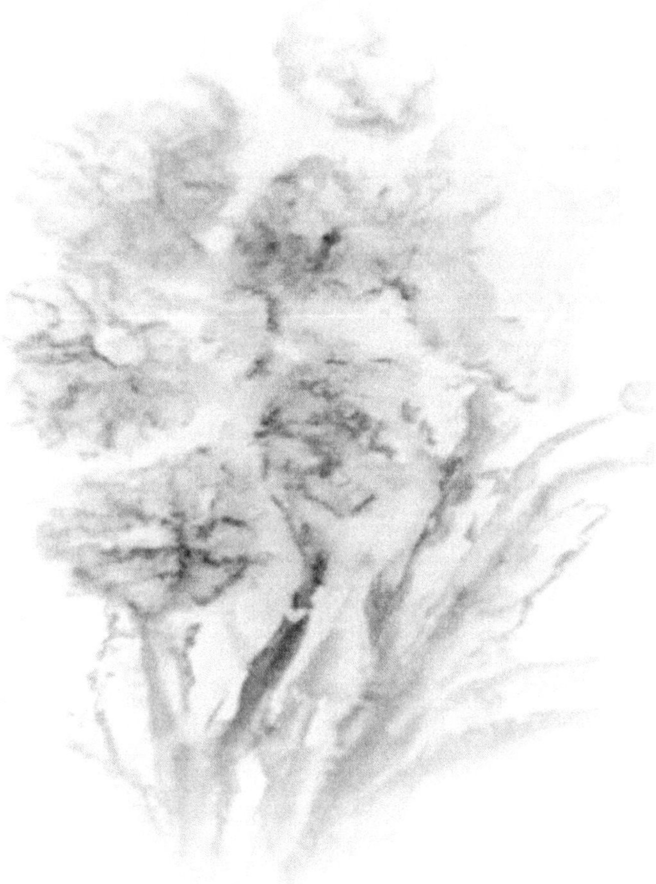

Vernebelter Löwenzahn

45 Andrés Ausbildung zum Bierbrauer

Bei uns in der Kleinstadt gab es eine kleine Bierbrauerei. Dort hatte er sich beworben. Er hatte Glück, eine Ausbildungsstelle zu bekommen.

Mit großer Leidenschaft ging er täglich zur Arbeit. Sein Ziel war es, einmal eine eigene Brauerei zu besitzen. Er wollte das „Blumenhagener Findlingsbräu" erfinden.

Durch einen guten Bekannten aus unserem Dorf hatte André schon früher geholfen, Bier zu brauen. Auch Dieter war Brauer von Beruf. Mit ihm ist er in den Ferien, als er noch zur Schule ging, schon mitgegangen, um sich über das Handwerk zu informieren. Er war begeistert davon, was alles zum Bierbrauen dazugehörte.
Zur Berufsschule musste er nach Bremen fahren, denn dort wurde die Theorie im Blockunterricht unterrichtet. André lernte viele junge Menschen aus ganz Niedersachsen kennen. Es gab für den gesamten Bereich nur die eine Berufsschule.

Das erste Mal, als die Schule in Bremen losging, haben wir Eltern unseren Jungen dort hingebracht. Wir wollten sehen, wo sich unser Sohn die Woche über aufhielt. Der Unterricht ging immer über 6 Wochen. Das war eine lange Zeit für uns. Er kam nur an den Wochenenden nach Hause. Wir brauchten ihn nicht abzuholen, denn er hatte aus Braunschweig zwei junge Männer in der Klasse, die bereits einen Führerschein hatten und André mitnahmen.

Für uns Eltern war das wieder eine große Umstellung, dass André die Woche über nicht zu Hause sein konnte. Christian war gestorben, Simone war aus dem Haus und nun war unser Jüngster auch nur noch an den Wochenenden da. Wobei er die

meiste Zeit mit seinen Freunden verbrachte.
Ich war dankbar, dass ich mein Malatelier hatte und jede Woche Kurse geben konnte. Jeden ersten Sonntag im Monat hatte ich mein Atelier für Gäste geöffnet.

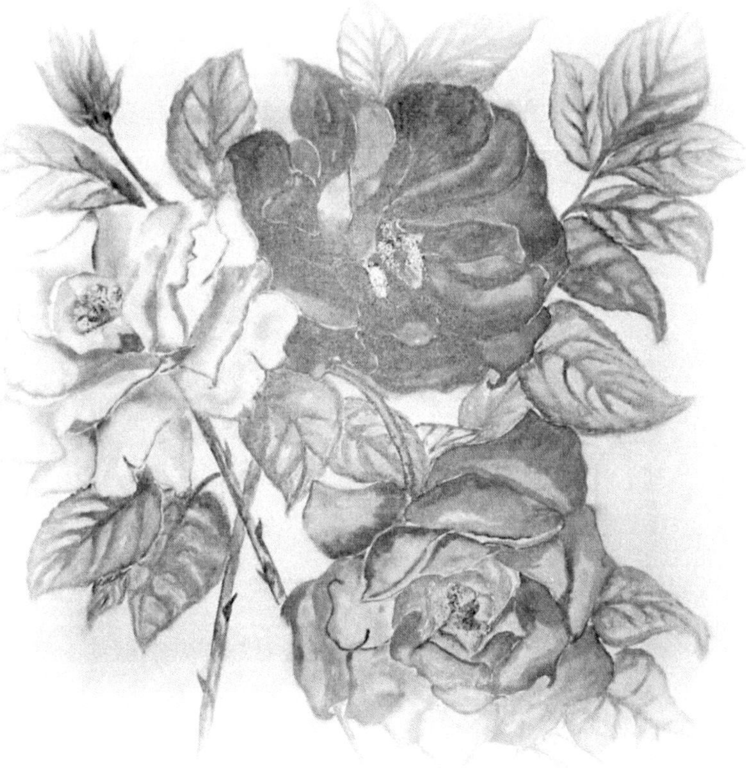

Drei Rosen

Auch mit unseren Mietern hatten wir ein wunderbares, freundschaftliches Verhältnis. Ablenkung hatten wir dadurch genug und konnten besser damit umgehen, dass unsere Familie nicht mehr komplett war. Ich hatte meine Kinder immer vermisst.

Das hat uns über die teilweise frustrierende Einsamkeit geholfen. Denn unser eigenes gemeinsames Eheleben war seit den Katastrophen in der Familie nicht mehr harmonisch. Ganz im Gegenteil, wir hatten kaum noch Gemeinsamkeiten und haben uns nicht mehr viel zu sagen gehabt.
Wir lebten uns immer mehr auseinander.

Über jede Abwechslung von außen war ich sehr dankbar. Und diese Abwechslung waren die Besuche von Matthias aus Breslau, meinem „Ziehsohn“.

46 Die Jungs auf unserem Hof

Unser Freund Matthias aus Breslau, der regelmäßig bei uns zu Besuch war, sagte sogar manchmal Mama zu mir und hat André als seinen Bruder angesehen. Mich hat das sehr gefreut.
Auch unser junger Mieter aus Aschersleben war gern in der Gesellschaft unserer Jungs. Sie verbrachten viel Zeit miteinander. Im Sommer konnten sie baden im Pool oder machten gemeinsame Ausflüge.
Dazu motivierten sie mich des Öfteren, mit den Jungs irgendwo hinzufahren. Zur Zeit der Expo in Hannover waren wir mit dem Abendticket auf dem wunderschönen Gelände und genossen das Ambiente der Weltausstellung. Oder gemeinsam sind wir auch mal bei uns in der Nähe zum Eisessen gefahren.
Ich sollte sehr oft mitkommen. Wahrscheinlich hatte ich auch das größere Portemonnaie mit. Aber ich hab auch die Gesellschaft der jungen Leute genossen.
Sogar den Heidepark in Soltau wollten die Jungs mit mir besuchen.
Wir hatten wirklich eine sehr schöne Zeit miteinander.

Matthias war auch derjenige, der André das Wäschewaschen und Bügeln beigebracht hatte. Er hatte den Überblick, wann ich Zeit hatte oder nicht. Mit den Worten „Du siehst doch, dass Mama jetzt nicht kann“, nahm er die Sache in die Hand und zeigte André, wie es geht, dass in die Hosen und Hemden keine Falten gebügelt werden. Ich war froh über diese Hilfe und Fürsorge. Manchmal übernahm er das Kochen, wenn ich Frühdienst hatte oder erst spät von der Arbeit nach Hause kam.

Die Zeit auf dem „Findlingshof“ war für alle recht angenehm. Wir fühlten uns wohl hier.

Mein täglicher Weg zum Friedhof gehörte zu meinem Leben.

Ich hatte das Grab mit weißen Kieselsteinen und einer kleinen Fläche zum Bepflanzen gestaltet. Eine Stammrose zierte das Grab.

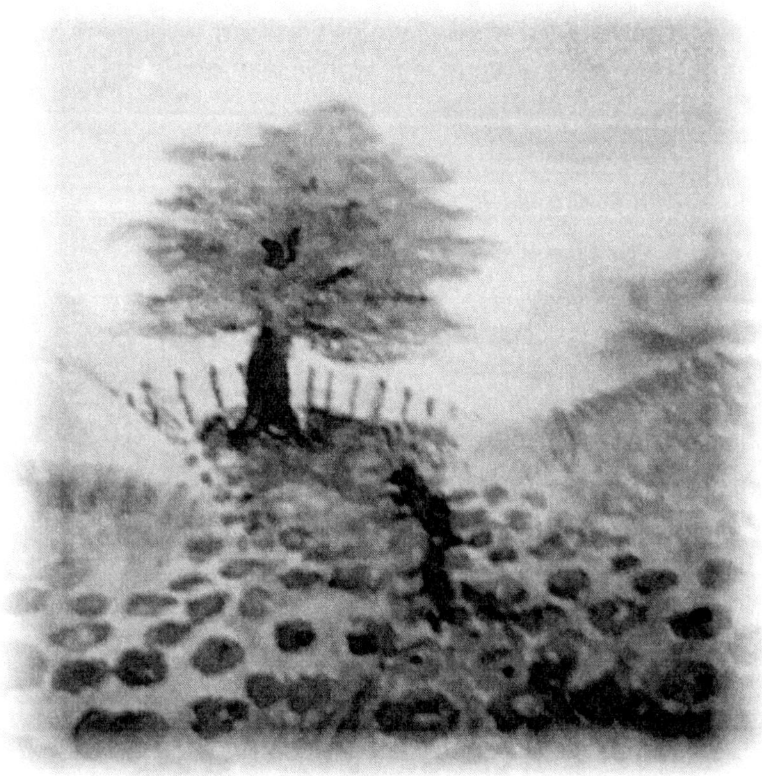

Ein Augenblick der Ruhe

Aber die Gestaltung des Grabes sollte ich ja mit dem Friedhofsamt abstimmen. Ich konnte es nicht verstehen, warum sie dort keine Kieselsteine dulden wollten. Ich hatte meine genauen Vorstellungen, wie das Grab meines Sohnes aussehen sollte.

Ich war so wütend darüber, dass es mir völlig egal war, wie die Vorschriften waren. Und wenn sie mir die Steine jede Woche von der Grabstelle genommen hätten. Ich hätte jede Woche neue daraufgelegt. Für mich gab es keine Option, mich auf einen Kompromiss einzulassen. Und siehe da, ich hab mich durchgesetzt.

Kurz danach gestalteten auch andere Angehörige die Gräber ähnlich, wie ich es bei Christian tat.

Es tat jedes Mal weh, wenn ich dort war. Am liebsten hätte ich ihn wieder aus dem Grab geholt. Und ihm gehörig den Hintern versohlt.

Ich bin in der Frage nach den genauen Hintergründen seines Handelns nicht weitergekommen und hab da irgendwie auf ein Wunder gewartet. Aber das kam leider nicht.

Also musste ich mich mit den Gegebenheiten abgeben und mich dem Schicksal fügen.

47 André macht den Führerschein

Da André nun seine Arbeit in der Brauerei hatte und jeden Tag mit dem Motorrad zur Arbeit fuhr, war es mir sehr wichtig, dass auch er, wie seine Geschwister, einen Führerschein für das Auto machen sollte.

Er sah das anders und war der Ansicht, den bräuchte er nicht. Er wurde auch viel mitgenommen, zum Beispiel von seinem Freund Marco, der zur selben Zeit seine Ausbildung absolvierte. Allerdings in einem anderen Betrieb. Mit dem Motorrad kam André überall hin. Ein Auto wollte er sowieso nicht fahren. Ich drängte ihn, sich bei der Fahrschule anzumelden. Irgendwann hat er das auch getan und ist dann sehr widerwillig zum Unterricht gegangen.
Immer wieder musste ich ihn motivieren, den Führerschein zu machen.
Er ist dann tatsächlich zwei Mal durch die Prüfung gefallen. Der Fahrlehrer hatte es immer wieder versucht, aber Andrés Desinteresse, Auto zu fahren, war doch sehr groß.
Wir bearbeiteten ihn, weiterzumachen. Dazu musste er sich einer medizinisch-psychologischen Untersuchung (MPU) beim TÜV in Hannover unterziehen. André ließ sich mithilfe des Fahrlehrers darauf ein und bestand tatsächlich nach den ganzen Schwierigkeiten die Prüfung.
Und dann war er doch stolz und froh, durchgehalten zu haben. Nun konnte er sich mit Marco abwechseln, den Weg zur Arbeit zu fahren.
Sein Lieblingsfahrzeug war aber immer das Motorrad. Mit dem Auto ist er nicht so oft unterwegs gewesen. Und wenn, dann nahm er das Auto von Papa. Wenn dort eine Schramme oder Beule dran war, ist das nicht so schlimm gewesen. Das Auto war schon älter und größer als mein kleiner Nissan. Außerdem brauchte ich mein Auto selber, um zur Arbeit zu kommen.

47 Etwas Unfassbares ist geschehen

Am 9. Mai 2001 geschah das unfassbare Unglück. André hatte in einer neuen Abteilung seiner Brauerei anfangen müssen zu arbeiten und ist eine Stunde später losgefahren. Marco war schon allein vorgefahren.
Wir wollten gerade los, um mein Auto aus der Werkstatt zu holen, damit ich dann auch zur Arbeit fahren konnte. Ich hatte damals in einem Sanitätshaus als Fachkraft im Verkauf gearbeitet.

Es kam aber ganz anders als geplant.
Bereits die Haustür in der Hand, um loszufahren, sahen wir Angelika und Jürgen mit 2 Polizisten auf den Hof kommen. Einen Augenblick später war auch der Pastor mit seinem Fahrrad bei uns eingetroffen. Wir sahen uns nur an und wussten sofort, dass etwas Schreckliches passiert war.

André sollte bei einem Autounfall auf dem Weg zur Arbeit tödlich verunglückt sein????

Das Schlimme für mich war, dass ich mich überhaupt nicht an die Einzelheiten dieser entsetzlichen Nachricht durch die Polizei erinnern kann. Ich hatte es vollkommen ausgeblendet. Ich weiß nur noch, dass Simone angerufen wurde, um sich sofort auf den Weg zu uns zu machen. Ich kann mich nicht erinnern, wie ich reagiert hatte. Es ist einfach weg.
Ich war wie gelähmt.

Alles verlief wie ein Horrorfilm um mich herum.

Erst ungefähr zwei Stunden später, nachdem der Unfall geschehen war, wurden wir von der Polizei informiert.
Der Schock setzte sich wie „Gefrierbrand“ auf unsere Seelen.

Ich konnte nicht einmal weinen. Mein Gedächtnis hatte sich völlig verschlossen.

Erst als wir uns später die Unfallstelle angesehen hatten, wurde dieses dramatische Ereignis zur Realität. Wie es zu dem Unfall kommen konnte, wurde nur spekuliert. Das Auto durften wir uns nicht ansehen. Das war, den Berichten der Polizei nach, nicht mehr wiederzuerkennen.
Am nächsten Tag in der Tageszeitung war das Bild der Zerstörung, nicht nur in unserem Leben, zu sehen.

André war mit dem Auto über den Grünstreifen am Straßenrand gefahren, dort in eine Mulde geraten und von dort aus auf die Gegenfahrbahn gegen einen Baum gekracht. Warum das passiert war, lässt sich nicht rekonstruieren. Wir konnten nur spekulieren, ob er etwas aufheben wollte, oder eine Musik hören wollte oder ob ein Tier ihm vor das Auto gelaufen war?????
Oder, oder, oder! Wir wissen es nicht.

Und diese Ungewissheit führt zu einer ständigen Ohnmacht.

Auch die Polizei konnte uns keine genaue Ursache mitteilen, wie es zu diesem tragischen Unfall kommen konnte.
Bauarbeiter hatten es zuerst gesehen, und die Rettungssanitäter und die Polizei alarmiert.

Unfähig zu klaren Gedanken sollten wir wie in Trance alles Nötige regeln. Undenkbar!
Mein Gedanke war, von nun an muss ich immer nur schwarze Kleidung tragen.
Ich wollte auch nicht mehr leben, nachdem, was uns schon wieder das Schicksal bereitet hatte. Wie soll das Leben weitergehen?
Ich konnte es einfach nicht realisieren, dass André nicht mehr

am Leben war.

Beim Beerdigungsinstitut suchten wir einige Tage später einen weißen Sarg aus. Doch wen wir darin beerdigen sollten, wollten wir alle nicht wahrhaben.

Wir hatten als Gesteck auf dem Sarg weiße Kirschblüten-Zweige und rote Rosen dekorieren lassen. Mit der Musik „Time to say goodbye“ von Andrea Bocelli und Sarah Brightman wurde die Trauerfeier eingeleitet.
Wir wollten auf keinen Fall, dass die Pastorin, die Christian beerdigt hatte, auch die Trauerfeier für André machte.
Ich hätte am liebsten unseren Pastor aus meinem Heimatort gehabt, der mich konfirmiert und getraut hatte. Doch das war nicht möglich, da er in einem anderen Landkreis zu Hause war.

In der Zwischenzeit hat unsere Kirchengemeinde aber einen neuen Pastor eingestellt.
Er war sehr einfühlsam, sodass wir einigermaßen mit dieser schlimmen Situation umgehen konnten. Allerdings nur mit der Einnahme von Beruhigungstabletten.

Es war eine der größten Beerdigungen in unserem Dorf. Alle waren gekommen. Die Kollegen aus der Berufsschule, die Freunde und die ganze Klasse mit den Lehrern. Sein Chef aus der Brauerei und seine Mitarbeiter waren da. Sogar meine Kollegen und mein Chef waren dabei. Das ganze Dorf nahm an unserem Schicksal teil.
Es war sehr heiß an dem Tag, sodass einige junge Leute bei der Beerdigung kollabierten.
Das passierte auch Matthias. Der einsam an einem Baum gelehnt saß.
Er war sofort aus Breslau angereist, um in dieser schweren Stunde bei uns zu sein. Für ihn war es auch das reinste Desas-

ter, mit ansehen zu müssen, wie wir unter dem Verlust der Brüder leiden mussten. Er hat genau so gelitten, wie wir in der Familie, denn er fühlte sich unserer Familie dazugehörig. Und so hatten wir es auch empfunden.

Als wir am Grab standen, um von André Abschied zu nehmen, kam unser Freund Norbert, der Steinmetz, zu uns ans Grab, um uns mitzuteilen, dass die andere Hälfte des Findlings von Christians Grab noch bei ihm sei und er sich um die Gestaltung des Grabes kümmern wollte.
Er war sturzbetrunken!

Ich höre heute noch das Klappern seines Schlüsselbundes an seinem Hosengürtel. Nach dieser Aktion hatten uns unsere besten Freunde sofort in ihre Mitte genommen und uns nach Hause begleitet.
Es fehlten allen die Worte, was sich gerade dort abgespielt hatte.

Es gab keine Trauerfeier. Wir saßen noch einige Zeit zusammen und redeten über Belangloses.
Im Zimmer von André versammelten sich seine Freunde, um noch einmal die Geschehnisse zu reflektieren.
Nach kurzer Zeit verabschiedeten sie sich.
In unserem Dorf war ein betretenes Schweigen ausgebrochen.

Beim Umzug des kurz darauf stattfindenden Schützenfestes wurde zu Ehren von André ein Trauerflor getragen.

Später hatte der Steinmetz tatsächlich das Grab von André genau so gestaltet, wie das von Christian. Immer noch sitzen sich die beiden Vögel aus Bronze gegenüber und schauen sich an. Auch die Gestaltung und Bepflanzung ist absolut identisch.

Jeden Tag bin ich zum Friedhof gegangen und konnte es doch nicht fassen, dass ich zwei Kinder dort liegen haben soll.

In nur fünfeinhalb Jahren zwei solche Schicksalsschläge zu ertragen, geht in ein normal denkendes Gehirn gar nicht rein.

Wie schon bei Christian hatten wir nicht die Möglichkeit, uns von André zu verabschieden. Polizei und Beerdigungsinstitut hatte es nicht zugelassen, noch einmal einen Blick auf André werfen zu dürfen.
So mussten wir auch dieses Mal glauben, was die Polizei uns mitteilte.

Eine Situation, die sich niemand vorstellen kann, der das nicht auch so erlebt hat. Und doch gibt es in unserem kleinen 500-Seelen-Dorf inzwischen drei Familien mit dem gleichen Schicksal. So etwas hält niemand für möglich.

Mit den täglichen Gefühlsschwankungen mussten wir nun weiterleben. Mal war es Wut, dann wieder nur Trauer oder Verzweiflung über die Geschehnisse in unserer Familie.

In dieser Zeit konnte ich weder essen noch an Arbeit denken. Ich hatte 15 Kilo abgenommen und war nicht fähig, klare Gedanken zu fassen.
Täglich wechselten unsere Freunde sich ab, um auch dieses Mal in dieser schweren Zeit an unserer Seite zu stehen.

Viele Jahre später hat mir meine Kollegin erzählt, dass der Pastor bei meinem Chef angerufen hatte. Sie hatte das Gespräch angenommen und nur gehört, wie ich im Hintergrund geschrien habe. Ich wusste es nicht. Ich konnte mich nicht daran erinnern. Auch 17 Jahre danach nicht.

Nicht nur mein Chef war geschockt, die ganze Firma war fassungslos über Andrés Tod.
An Arbeiten war zu der Zeit überhaupt nicht zu denken.
Trotzdem war der Kontakt zu meinen Kolleginnen umso herzlicher. Sie bemühten sich sehr um mich.
Nach sechs Wochen ungefähr wurde ich von ihnen zum Essen eingeladen, damit ich mal wieder aus dem Haus ging. Meine Kollegin Meike hat alles organisiert und mich von zu Hause abgeholt. Alle Kolleginnen waren gekommen, um mich wieder in das Leben zurückzubringen. Ich war sehr dankbar dafür und überwältigt von der Anteilnahme an unserem Schicksal.

Seit diesem schrecklichen Schicksalsschlag bin ich immer auf der Suche nach der Himmelsleiter, denn die möchte ich unbedingt erklimmen. Auch noch nach so vielen Jahren. Ich möchte so gerne wissen, was zuletzt in den Köpfen meiner Söhne vorging. Irgendwann werde ich die Leiter finden, ich werde hochgehen und meine Jungs wiedersehen. Dann erst kann ich Klarheit und Antworten auf alle meine Fragen erwarten.

Ich war froh, mich einigermaßen mit der Malerei ablenken zu können.
Die Bilder, die ich nach dem Tod meiner Söhne gemalt hatte, waren für mich eine Art Trauerbewältigung. Das hat sich in den Motiven widergespiegelt.

Mit einer lieben Freundin aus meinem Atelier bin ich für ein paar Tage an die Ostsee gefahren. Ich wollte unbedingt mal wieder raus und unseren Alltag vergessen. Sie fuhr gern mit mir, hatte aber die Bedingung gestellt, dass ich meine schwarze Kleidung nicht mitnehmen durfte. Es war für mich eine große Überwindung, darauf zu verzichten.
Aber ich sah auch ein, dass es nicht die Kleidung allein ist, um trauern zu können.

Es war eine schöne Abwechslung, hat mich dennoch nicht trösten können.
Wir redeten viel miteinander. Lange Spaziergänge machten den Kopf etwas freier.
Dieser unsagbare Schmerz hat trotzdem meinen ganzen Lebensinhalt beherrscht. Ich war nicht in der Lage, klare Gedanken zu fassen, geschweige denn, wichtige Aufgaben wahrzunehmen. Meistens saß ich unbeteiligt in der Sofaecke.
Ich wollte dieses Leben, so wie es jetzt war, nicht mehr weiterleben.

48 Kreuze an den Straßen

Das Schicksal nimmt manchmal einen merkwürdigen Verlauf.

Bevor unser Christian starb, hatte er durch einen Motorrad-Unfall einen sehr guten Klassenkameraden verloren. Er war der Erste in unserem Bekanntenkreis, der auf diese tragische Weise sein Leben verloren hatte.

Simone hatte einen guten Freund, der zu der Zeit eine Ausbildung zum Tischler machte. Er wurde beauftragt, ein Holzkreuz zu fertigen, um es an die Unfallstelle zum Gedenken und als Mahnung für Jens zu stellen.

Dann bekamen wir in der Familie das schwere Schicksal mit dem Tod von Christian am eigenen Leib zu spüren. Die Unfallstelle an der Bahnstrecke wurde nicht durch ein Kreuz markiert, das hat die Deutsche Bahn nicht zugelassen. Wenn es nach uns gegangen wäre, hätte auch Christian dort sein Mahnmal erhalten.

Dann hat das Schicksal wieder hart zugeschlagen. Simones Freund Rotty, der das erste Kreuz fertigte, hatte einen so schweren Autounfall, als sie auf dem Heimweg von einer Diskothek waren.
Es kamen alle Insassen ums Leben, die mit in dem Auto saßen. Auch die jungen Leute aus dem anderen Fahrzeug, mit dem Rotty zusammenstieß, sind bei dem schwersten Unglück in der Region ums Leben gekommen.
Ich konnte nur Gott danken, dass Simone an dem Tag nicht dabei war, denn normalerweise war sie immer mit der Clique in der Diskothek.

Acht Kreuze mussten dort an der Straße aufgestellt werden.

Jeder war entsetzt über den schweren Autounfall mit den vielen toten jungen Menschen.

Dann der nächste Schlag, André.
Auch er bekam als Mahnung für alle Verkehrsteilnehmer ein Kreuz an die Unfallstelle gestellt.

Doch ich konnte es nicht ertragen, ständig an dem Kreuz vorbeifahren zu müssen, denn die Unfallstelle lag auf meinem täglichen Weg. Das hat mich fertiggemacht. Wir haben es nach einiger Zeit wieder entfernt.

Man sieht immer wieder an den Straßenrändern Kreuze als Erinnerung und Mahnung stehen. Doch leider hilft es nicht, das Bewusstsein auf eine angepasste Fahrweise bei jungen Leuten hervorzurufen. Dabei wäre es so wichtig. Ich kenne sehr viele junge Menschen, die bei einem Autounfall starben.

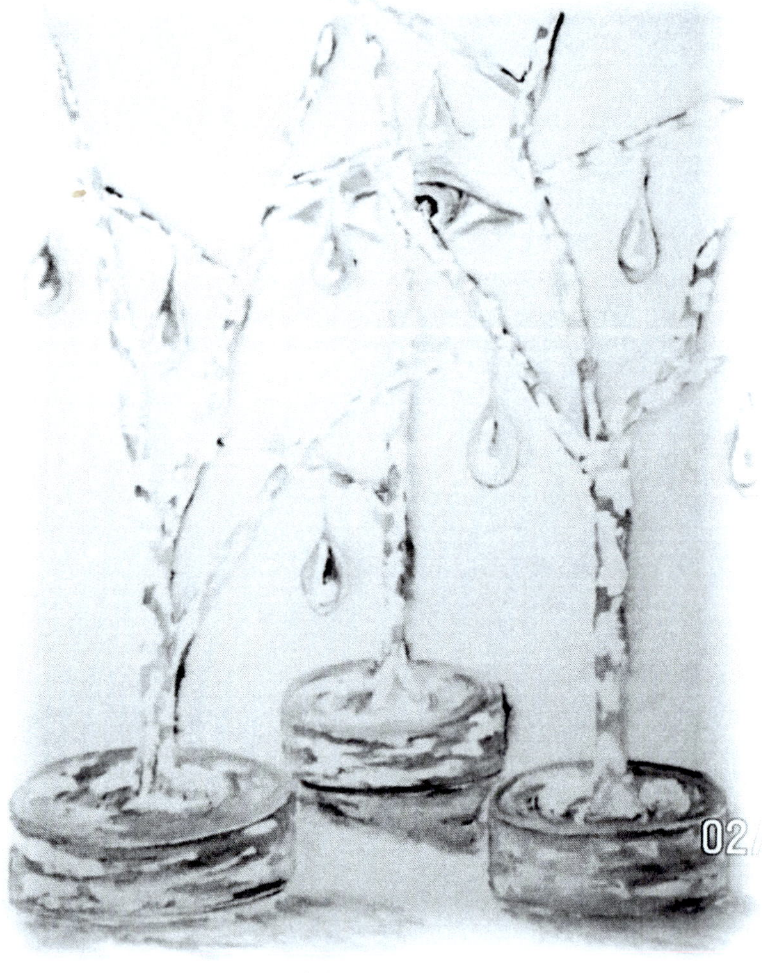

Mobile mit Tränen

49 Andrés letzte Party

Vor seinem Tod ereignete sich bei uns zu Hause eine sonderbare Geschichte. Jedenfalls habe ich es im Nachhinein als solche empfunden.

Am Wochenende vor seinem Unfall hatte André zu einer großen Party alle seine Freunde eingeladen. Sie kamen aus allen Richtungen angereist. Sogar die Brauerei-Kollegen aus Bremen und Nordhausen waren dabei. Alle feierten ein sehr schönes Gartenfest mit Musik, leckerem Essen und allem, was zu einer gelungenen Feier dazugehört. Die jungen Leute fühlten sich bei uns sowieso immer recht wohl. Im großen Garten wurde ein altes NATO-Zelt aufgestellt. Das hatten wir vom Freund aus der ehemaligen DDR bekommen. Dort im Zelt konnten die Gäste von André übernachten. Das Zelt wurde des Öfteren für unsere Jungs aufgestellt und stand den ganzen Sommer im Garten. Schließlich war es ja oft so, dass meine Kinder Besuch von ihren Freunden bekamen.
Warum hat André gerade an diesem, seinem letzten Wochenende, alle seine Freunde zu sich eingeladen? Und sie sind alle gekommen? Warum? Fragen, die leider niemand mehr beantworten kann.
Sollte ich eines Tages die Himmelsleiter finden, werde ich auch diese Fragen beantwortet bekommen. Davon bin ich überzeugt.

Manchmal denke ich, er wollte seine Freunde noch einmal wiedersehen. Er konnte doch aber gar nicht wissen, dass er drei Tage später mit dem Auto verunglückte.

Oder ist es vielleicht doch möglich, dass man es spürt, wenn die Lebenszeit sich dem Ende nähert?
Wie soll es nur weitergehen?
Ich wusste es nicht. Und die Familie auch nicht.

Ich konnte die Stille und das leere Haus nicht ertragen. Wir Eltern waren krank vor Traurigkeit.

Eines Morgens kam ich in die Küche und dort saß mein André am Küchentisch. Ich habe ihn genau gesehen. Doch er verschwand in dem Moment, als ich ihn angesprochen habe. Ich hatte mich so gefreut, ihn zu sehen.
Doch war es nur eine „Fata Morgana“, die ich dort gesehen haben musste. Scheinbar war meine Fantasie so groß, dass ich nicht glauben wollte, André nur in meinen Gedanken gesehen zu haben. Bis heute sehe ich diese Situation an meinem Küchentisch in den nächtlichen Träumen.

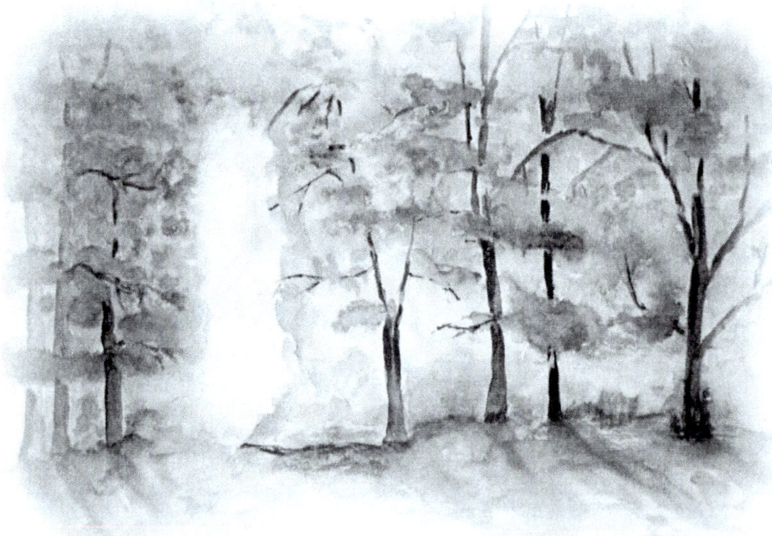

Herbstfarben

50 Marie will wieder arbeiten

Nach ungefähr sechs Wochen zu Hause, ohne Motivation zu irgendetwas, habe ich mich aufgerafft und wieder angefangen zu arbeiten. Dadurch war ich unter Menschen und konnte mich von den traurigen Erlebnissen ablenken.
Außerdem fehlte mir die Arbeit im Sanitätshaus sehr. Ich bin immer gern dort hingegangen.

Doch es fiel mehr sehr schwer, wieder mit der Arbeit anzufangen. Ich konnte mich ganz schlecht in den Arbeitsalltag einfinden. Das Mitleid der Kollegen war kaum zu ertragen. Doch sie meinten es alle gut mit mir und nahmen Rücksicht auf meine Gefühlslage.

Ich hatte eines Morgens das Bedürfnis, vor der Arbeit zum Friedhof zu fahren.
Dort bekam ich einen Weinkrampf. Ich konnte mich nicht wieder erholen. Trotzdem bin ich zur Arbeit gefahren. Meine Freundin und Kollegin sah mich nur an. Ich weinte ohne Unterlass. Auch die Fürsprache durch einen sehr lieben Kollegen hat mir nicht geholfen, mich aus diesem Tief herauszuholen. Ich hab es wirklich versucht, es gelang mir nicht. Die Tränen liefen und liefen. Das Ergebnis war, dass ich nach Hause geschickt wurde. Ich hatte mich nicht beruhigen können, so traurig war ich über die Schicksalsschläge in unserer Familie.

Zu Hause hab ich mich ins Bett gelegt, um den Tränen und meinen Gefühlen freien Lauf zu lassen.
So einen Anfall von überwältigter Traurigkeit hatte ich nach diesem Tag nicht wieder.

Ich konnte meiner Arbeit zwar nicht wie gewohnt nachgehen. Aber ich hatte es versucht. Die Traurigkeit wurde etwas in den

Hintergrund gestellt und war im Geschäft auch kein Thema mehr. Jedenfalls sehr selten.

Und dennoch stellte ich mir immer wieder die Frage, wäre André noch am Leben, wenn ich nicht darauf gedrängt hätte, dass er unbedingt seinen Führerschein fürs Auto machen sollte. Diese Frage trieb mich hin und her.

Aber auch sein Fahrlehrer war der Ansicht, dass André gut fahren konnte und ich mir keine Vorwürfe zu machen brauchte. Alle, mit denen ich sprach, waren derselben Meinung.

Davon war ich nicht überzeugt. Ich gab mir die Schuld an seinem Tod. Mit dem Motorrad war nie etwas passiert. Damit konnte er über Stock und Stein fahren. Wenn ich ihn nicht ständig gedrängt hätte, seinen Führerschein fürs Auto zu machen, wäre er meiner Meinung noch am Leben. Mit dieser Schuld lebe ich bis heute.

Und ich hatte unbändige Angst um Simone. Ich wollte sie am liebsten Schritt für Schritt bewachen. Das ging natürlich nicht. Sie hatte auch sehr darunter zu leiden, ihre beiden Brüder verloren zu haben. Das geht an niemandem spurlos vorüber.

Wenn ich abends aus dem Geschäft nach Hause kam, fühlte ich mich einsam und verlassen. Die mentale Abwesenheit meines Mannes war eine zusätzliche Belastung für unsere Ehe. Er hat auch sehr unter dem Verlust der Jungs gelitten. Ich war ihm auch keine Hilfe, denn ich war völlig überfordert mit dieser Situation.
Er ist auch niemals wieder zum Friedhof gegangen. Scheinbar konnte er es nicht ertragen, der Realität ins Auge zu schauen.

Für mich war der Gang zum Friedhof ein tägliches Muss.

In Zwiegesprächen hatte ich versucht, mir Klarheit zu verschaffen, wie es nun alles ohne die Jungens weitergehen sollte.
Ich wusste es nicht.

51 Urlaubsplanung in die Toskana

Nach diesen vielen unsäglichen Ereignissen in unserem Leben wollte ich unbedingt mal raus aus der häuslichen Umgebung und Urlaub machen. Ich mochte die Toskana sehr. Zuvor waren unsere besten Freunde dort auf einem Weingut und schwärmten von dem wunderbaren Urlaub. Fernab von jeglichem Trubel war genau das Richtige für uns. Wir brauchten lediglich eine Betreuung für den Opa, der alleine in seiner Wohnung lebte und auf Hilfe angewiesen war. Das war aber kein Problem. Matthias, unser polnischer Freund, hat sich bereit erklärt, für Opa zu sorgen. Darin hatte er Erfahrung, denn er hatte manchmal einen älteren Herrn betreut, um sich etwas Geld zu verdienen.
Er war zu Hause in Breslau und wollte, wenn es so weit war, mit dem Linienbus zu uns kommen. Das klappte in der Regel fantastisch, denn täglich fuhren die Busse diese Strecke.

Nun konnte ich den ersehnten Urlaub buchen. Gemeinsam mit meinem Ehemann plante ich unsere Reise. Ich war froh, mal wieder raus zu kommen und den Alltag hinter uns zu lassen. Das Leben war so anstrengend geworden. Da braucht es auch mal eine positive Abwechselung.

Es war alles geplant, als es endlich losgehen sollte. Die Koffer waren gepackt, das Auto getankt. Die Route stand fest, und ich hatte die Vorfreunde im Gesicht.

Ich brauchte nur noch Matthias vom Busbahnhof in Braunschweig abzuholen, dann konnten wir fahren. Sehr früh am Morgen machte ich mich auf den Weg. Der Bus fuhr nachts durch und kam planmäßig in Braunschweig an. Bis dahin war alles gut gelaufen.
Doch das änderte sich schlagartig, als wir zu Hause ankamen.

Mein Mann war nicht mehr da. Er war einfach weg. Wir suchten alles ab, im Haus, im Garten, bei Opa, bei den Nachbarn. Selbst auf lautes Rufen hatte niemand geantwortet. Er war nicht mehr auffindbar. Und ich war wie vom Donner gerührt.

Dann kam ich auf die Idee, im Krankenhaus anzurufen, um zu erfragen, ob er eventuell dort sein könnte.
Und tatsächlich, er hat sich in die Notaufnahme eingewiesen. Ich war froh, ihn gefunden zu haben. Als ich im Krankenhaus ankam, war er bereits auf der Station. Die Untersuchung hatte bis dahin nichts ergeben. Ich war so enttäuscht, dass wir den ersehnten Urlaub absagen mussten. Nach allen möglichen Untersuchungen hat sich keine Diagnose herausgestellt, doch er litt unter undefinierbaren Schmerzen.

Ich dachte mir, dass es psychischer Natur war, das wussten auch die Ärzte im Krankenhaus, denn ich hatte ihnen von unseren familiären Ereignissen erzählt. Doch er wollte es nicht wahrhaben. Ich war mit den Nerven am Ende!
Er wurde ohne Diagnose nach einigen Tagen aus dem Krankenhaus entlassen. Doch er fühlte sich unheilbar krank, ist sofort wieder in die Notaufnahme der Klinik gegangen. Dort durfte er nicht abgewiesen werden.

Ich als Mutter hatte so große Probleme, den Tod der Söhne zu begreifen.
Wahrhaben wollte ich diese Tatsache sowieso nicht.

Doch Arnold konnte die Gewissheit um den Tod von André erst recht nicht überwinden. Das war sein Fleisch und Blut. Und für die Familie war die Erbfolge in der Blutlinie unterbrochen. Wie sollte es ohne Erben mit dem Hof weitergehen? Denn das war damals die Bedingung für die Hofübergabe von seinen Eltern auf ihn. Auf all diese Fragen hatte er keine Antworten und ist

deshalb, meiner Meinung nach, sehr krank geworden.
Ich verstand allerdings nicht, warum das so ein großes Problem für ihn und seinem Vater war. Es war für mich die unwichtigste Tatsache, die es zu bewältigen gab.

So viele Probleme hielt auch mein Nervenkostüm nicht aus.

52 Marie braucht ärztliche Unterstützung

Mein Arzt hat mir eine psychosomatische Rehabilitation verordnet. Er konnte nicht mehr verantworten, wie sich mein Leben gestaltete.

Ich konnte es nicht überwinden, nicht einmal in Urlaub fahren zu können. Stattdessen kümmerte ich mich um Opa und um meinen kranken Mann, der immer wieder in ein anderes Krankenhaus ging. Seine Schmerzen waren für ihn unerträglich. Niemand konnte ihm helfen.

Zur Arbeit ins Geschäft ging ich auch noch täglich.

Nach langer Zeit kam ein Bescheid von der Rentenkasse, dass ich im Mai des nächsten Jahres zur Reha fahren konnte. Zu spät! Für mich war klar, ich brauchte sofort eine Therapie. Ich konnte nicht mehr. Meine Nerven lagen blank.

Ich musste Widerspruch einreichen, und um schnellstmögliche Genehmigung bitten. Entsprechende Kliniken, die sofort eine Aufnahme ermöglichen konnten, habe ich mir selber im Internet rausgesucht.

Der einzige Lichtblick in meinem Leben war die Malerei, die ich regelmäßig in meinem Atelier betrieb. Die Menschen, die zu meinen Kursen kamen, waren mir eine große Stütze.
Simone kam, so oft es ging, vorbei. Gemeinsam konnten wir über die schlimmen Tragödien reden. Das half uns beiden, die unsäglichen Schmerzen über den Verlust der Jungs zu ertragen.

Und auch Matthias kam regelmäßig aus Breslau und munterte mich auf mit seiner fröhlichen Art. Irgendwie teilten wir das gleiche Schicksal. Er war allein, und fühlte sich auch einsam.

Eines Nachts, Arnold war zur Nachtschicht, lag ich lange im Bett wach und weinte. Matthias war noch immer bei uns. Wir beide waren so traurig über die Ereignisse, die in letzter Zeit unser Leben bestimmt hatten. Plötzlich lagen wir gemeinsam im Bett und weinten. Wir hielten uns fest und ließen den Tränen freien Lauf.

Doch dann kam es anders. Wir haben uns innig geliebt. Ich konnte es nicht fassen, dass wir uns nicht beherrschen konnten. Ein Fehler, den ich zutiefst bereute. Ich schämte ich für unser Verhalten.

Nach dieser Nacht habe ich meinen Ehering abgelegt.

Es sollte auch niemand davon erfahren. Und schon gar nicht durfte sich so eine Situation wiederholen.

Aber auch meine Freunde waren immer, wenn es ihnen möglich war, an meiner Seite. Trotzdem wollte ich so schnell wie möglich diese Maßnahme in einer psychosomatischen Klinik bekommen.

Alle freien Plätze wurden mir nach Hause gefaxt, sodass ich es gleich an den Kostenträger weiterleiten konnte. Ich habe meine Situation als sehr dringlich deklariert, was es ja auch war.

Und tatsächlich bekam ich eine Zusage, nach Bad Kissingen in eine Fachklinik fahren zu können. Mir ist ein Stein vom Herzen gefallen. Plötzlich war der Druck weg und ich konnte mich auf einen sechswöchigen Aufenthalt einrichten. Ich hoffte auf psychologische Hilfe in meiner Situation.

Zuvor hatte ich mich von meinen Kollegen und dem Chef verabschiedet.

Ich hatte noch ein paar Tage Urlaub, damit ich alles für die Reha organisieren konnte.

Einen Tag vor der Abreise klingelte es mittags an der Haustür. Als ich öffnete, glaubte ich meinen Augen nicht zu trauen. Ein Kunde aus dem Sanitätshaus, der mir seit einiger Zeit den Hof machte, stand dort mit einem Blumenstrauß. Das war mir so peinlich.
Ich konnte gar nicht glauben, dass eine Kollegin meine Adresse weitergegeben hatte. Ich war sehr wütend über diese Situation. Aber um dieser unangenehmen Lage Herr zu werden, bat ich den für mich eigentlich fremden Herrn in mein Atelier. Dort habe ich ihm unmissverständlich klargemacht, dass ich nicht möchte, dass er mich noch einmal besucht. Als Entschuldigung sagte er, er wollte mir nur schöne Feiertage wünschen.
Er nahm meine Visitenkarte mit, was ich aber nicht bemerkt hatte. Dadurch bekam er auch meine Handynummer. Er wusste von der Kollegin, dass ich für längere Zeit nicht zu Hause war.

Mithilfe von Simone und einer guten Bekannten aus meinem Atelier bin ich am 22.12.2001 nach Bad Kissingen gefahren.
Die Straßen waren glatt und es war bitterkalt. Aber ich war froh, endlich dem Wahnsinn zu Hause entfliehen zu können.

Ich war zuvor noch nie zu einer Rehabilitation gefahren. Obwohl ich große Probleme mit dem Rücken hatte, sah ich noch keine Notwendigkeit für eine Kur.

Sicher, bei dem Beruf in der Altenpflege auch kein Wunder. Aber das war nicht mein Thema zur Zeit. Die Kurklinik war nicht voll belegt über die Feiertage. Trotzdem waren einige Neuankömmlinge mit mir angereist. Ich konnte sehen, wie unsicher die meisten der Gäste waren.
Dazu gehörte ich auch. Ich konnte mir nicht vorstellen, so lan-

ge in dieser Einrichtung zu bleiben. Es war aber sehr wichtig für mich, mich den Herausforderungen der Therapeuten zu stellen.

Über die bevorstehenden Feiertage habe ich mich mit einigen netten Damen, die mit mir angereist waren, zusammengetan.
Gemeinsam wollten wir das Beste aus diesen Feiertagen machen. Eine Operette besuchen und eine schöne Silvesterfeier außerhalb der Klinik war geplant.
Die Weihnachtsfeier dort im Haus war sehr feierlich gestaltet. Für meinen Gemütszustand war diese Zeit hochgradig anstrengend. Doch die Therapeuten haben mich ganz gut aufgefangen. Telefoniert habe ich mit Simone, meiner Freundin Angelika und ganz kurz mit meinem Ehemann. Er verstand es nicht, warum mir eine psychosomatische Rehabilitation so wichtig war. Unser Gesprächsstoff beschränkte sich auf das Nötigste.
Doch abends bekam ich von meinem Verehrer Anrufe, die mich allerdings noch mehr aus der Bahn geworfen hatten. Er beteuerte mir, sich in mich verliebt zu haben. Das ging mir doch alles zu schnell und eigentlich wollte ich mich nicht mit solchen Sachen auseinandersetzen. Für mich bedeutete es, zusätzliche Probleme zu verarbeiten. Aber er ließ nicht locker. Darüber wollte ich aber auf keinen Fall mit der Therapeutin sprechen. Das war mir viel zu unangenehm.

Nach den Voruntersuchungen und Erstgesprächen wurden wir in Gruppen eingeteilt. Für die Psychotherapie eine Methode, die mir anfangs überhaupt nicht zusagte. Als ich erfahren hatte, mit welchen Sorgen und Problemen die meisten der Teilnehmer eine Reha bekamen, bin ich erst so richtig wütend geworden.

Das kann doch nicht sein, dass jemand mit meiner Geschichte über ein halbes Jahr auf einen Therapieplatz warten sollte, während andere Leute die Plätze mit ihren „Zimperlein“ belegten. Mein Ausraster hatte jedenfalls zur Folge, dass sich einige dafür schämten, als sie von meinen Problemen hörten.

Dennoch musste auch ich lernen, dass aus Sicht der Betroffenen ihre Probleme für sie genauso schwer wogen, wie meine.

Trotzdem fiel es mir sehr schwer, mein Schicksal in Worte zu fassen. Die Einzelgespräche bei einer sehr guten Psychologin habe ich als positiv empfunden. Dort konnte ich meinen Gefühlen freien Lauf lassen. Gemeinsam erarbeiteten wir eine Strategie, wie ich mit diesen vielen Problemen in der Zukunft umgehen konnte.
Mit der Zeit wurde ich ruhiger. Der nette Umgang mit den neuen Freundinnen tat mir gut. In der Freizeit besuchten wir die Kurkonzerte in der Wandelhalle oder suchten uns ein nettes Lokal, wo wir uns zu einem Gläschen Wein verabredeten.
Bad Kissingen ist ein wunderschöner Ort, und ich konnte jeden Tag positive Eindrücke gewinnen.

Trotzdem hatte ich immer noch massive Schlafstörungen. Die Bilder, die ich in meinem Zimmer malte, waren für kurze Zeit eine Ablenkung und Beschäftigung für mich, denn ich hatte meine Malutensilien mitgenommen. Doch meistens war die Ablenkung nur von kurzer Dauer.

Als bei der Visite die Ärzte meine Bilder sahen, waren sie begeistert. Das wurde gleich aufgegriffen, um mich in der Malgruppe als Therapie anzumelden. Anfangs war es auch sehr schön für mich. Ich war in meinem Element und konnte meine Kreativität ausleben.
Dann kam der Vorschlag, ein großes gemeinsames Werk zu schaffen. Jeder Teilnehmer bekam von einer langen Papierrolle ein Stück zugeteilt. Dort konnten wir malen, was uns zum Thema Frühling einfiel. Für mich stand gleich fest, wie mein

Bild aussehen könnte und ich fing munter an zu malen.

Doch der Platz reichte meiner Nachbarin offensichtlich nicht aus, der auch ihr zugewiesen wurde. Sie fing an, in meinem Bild weiterzumalen. Ärgerlich für mich, denn das wollte ich auf keinen Fall. Sie hat es nicht eingesehen und wollte weiter in meinem Bereich eindringen.
Das hatte mich völlig aus der Fassung gebracht. Ich habe alles liegen und stehen gelassen und bin fluchtartig aus dem Raum verschwunden.
Weinend lag ich auf meinem Bett und wollte an keiner Therapie mehr teilnehmen.
Beim nächsten Einzelgespräch mit der Therapeutin wurde mein Verhalten analysiert. Sie konnte sofort verstehen, warum ich so ausgerastet war.
Für sie war es klar, dass der Grund dafür mit den Verlustängsten zusammenhing, die ich durchlitten hatte. Denn es kam überhaupt nicht infrage für mich, wieder etwas hergeben zu müssen. Und schon gar nicht ungefragt. Das hatte ich viel später auch erkannt, dass es nur im Zusammenhang mit den Geschehnissen durch den Tod meiner Jungs so eskalieren konnte.
Ich bin trotzdem nicht wieder in die Mal-Therapie gegangen. Dort hätte ich mich möglicherweise rechtfertigen sollen für mein Verhalten. Das wollte ich auf gar keinen Fall.

Der Aufenthalt in Bad Kissingen wurde zu einem sehr wichtigen Prozess in der Bewältigung meiner Geschichte und der Trauerarbeit.

Simone hatte mich an einem Wochenende mit ihrem Freund besucht. Abends telefonierte ich mit meinen Freunden, um den Kontakt nach Hause zu halten. Schließlich wollte ich wissen, was gerade zu Hause los war.

Und wie so oft war mein Mann mal wieder in eine Klinik gegangen, um seine undefinierbaren Schmerzen behandeln zu lassen. Telefoniert hatten wir nur ein einziges Mal miteinander. Aber trotzdem machte ich mir große Sorgen, wie es in der Zukunft mit uns weitergehen sollte. Zu der Erkenntnis, dass es so nicht weitergehen sollte, bin ich schon bald gekommen, seitdem ich in dem Reha-Aufenthalt in Bad Kissingen war.

Ich konnte mir zwar nicht vorstellen, auf alles, was mir zu Hause lieb geworden war, zu verzichten, denn es war ja alles da, was man sich wünschen konnte. Alles materielle Dinge, die mir ein angenehmes Leben bei uns auf dem Hof ermöglichten. Nur fehlte es mir an dem Wichtigsten, das ein Mensch zum Glücklichsein braucht. Es fehlte mir an Liebe und Geborgenheit. Und ohne Liebe wollte ich nicht mehr weiterleben.

Da war ja auch noch Gunther, der mich immer wieder anrief und mir seine Liebe beteuerte. Doch ganz glauben konnte ich es nicht. Er war verheiratet, und ich auch. Bald hatte ich das Gefühl, er benutzt mich nur, um von eigenen Problemen abzulenken. Das wollte ich auf keinen Fall. Trotzdem schmeichelte es mir, von jemandem angeblich geliebt zu werden.

Aber ich merkte auch, dass das nicht echt sein kann. Ich bat ihn, mich in der Reha zu besuchen, aber das wollte er nicht. Langsam kam ich dahinter, dass er es nicht ernst mit mir gemeint hat. Irgendwann untersagte ich ihm die Telefonanrufe und die SMS-Nachrichten auf mein Handy. Außerdem wurde es dadurch immer sehr spät und mir fehlte der Schlaf ja sowieso.
Durch diese unehrliche Ablenkung konnte ich mich nicht richtig auf die therapeutischen Maßnahmen einlassen. Ich war von diesen Gefühlen abgelenkt und meine eigentlichen Ängste traten in den Hintergrund. Das hat auch meine Therapeutin ge-

merkt. Ich war einfach nicht genügend bei der Sache.

Als es dann darum ging, wieder nach Hause fahren zu müssen, weil die Reha nach sechs Wochen beendet wurde, hatte ich große Probleme und wollte nicht fort von diesem beschützenden Ort. Am liebsten hätte ich meine Therapeutin mitgenommen. Ich wollte dort nicht wieder weg. Aber dort bleiben, ging ja auch nicht. Und als ich wieder zu Hause war, musste ich eine Entscheidung treffen. Meine Angst war riesengroß.

Simone brachte mir mein Auto nach Bad Kissingen, sodass ich allein mit meinen Gedanken den Rückweg antreten konnte. Ich bin ganz langsam gefahren. Ankommen an meinem Zuhause fiel mir so schwer. Und wenn ich wieder zur Arbeit komme, bekommt meine Kollegin erst einmal ein paar Takte zu hören. Denn so etwas, wie die persönlichen Adressen herausgeben, sollte nie wieder vorkommen.
Der einzige Hoffnungsschimmer, den ich hatte, wenn ich wieder nach Hause komme, waren meine Freunde und das Atelier, das mir sehr fehlte in der Zeit in Bad Kissingen. Ansonsten begleitete mich auf meinem Weg nur Angst und Panik, weil ich einfach nicht wusste, wie es weitergehen sollte mit meinem Ehemann.

Diese Antwort bekam ich aber sofort, denn als Begrüßung wurde mir vorgeworfen, dass ich nicht da war, um mich um die Wäsche, den Haushalt und alle weiteren Angelegenheiten zu Hause zu kümmern. Und so sah die Wohnung auch aus. Der Dreck lag meterhoch im ganzen Haus. Ich war fassungslos. Damit hatte ich nicht gerechnet. Nichts wurde gemacht.

Nun wusste ich … Ich musste hier raus! Denn anscheinend war ich nur als Putzfrau und Haushälterin für meinen Ehemann und meinen Schwiegervater geduldet.

„So nicht! Nicht mit mir!“ Das waren meine Gedanken am ersten Tag nach meiner Rückkehr. Ich wurde nicht einmal gefragt, wie es mir geht und was ich in den letzten sechs Wochen erlebt hatte.

Dabei hatte ich mir in der Reha immer wieder Gedanken gemacht, ob es richtig ist, alles zu verlassen. Ich liebte mein Zuhause so sehr. Alles, was über die vielen Jahre dort entstand, war auf meine Initiative hin geschehen. Ich wollte es nicht wahrhaben, alles verlassen zu müssen. Aber ich musste auch an mich denken. Die negativen Einflüsse von meinem Mann und seinem Vater konnte ich nicht länger ertragen. Der Entschluss zu gehen, fiel mir total schwer. Aber um mich zu retten, war es unabänderlich wichtig.

In der Nacht habe ich im Zimmer von André geschlafen. Am nächsten Morgen hatte ich meinen Entschluss, von hier wegzugehen, meinem Mann mitgeteilt.

Da ich noch ein paar Tage Urlaub hatte, konnte ich mich um eine eigene Wohnung bemühen.
Das war dann auch wieder ein Anlass für Arnold, sich in ein Krankenhaus zu begeben. Wie immer, wenn die Situation für ihn unerträglich war.

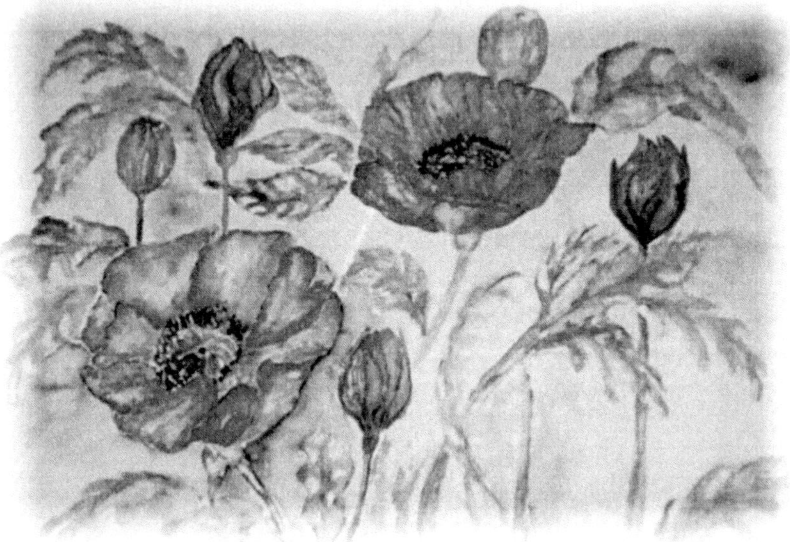

Mohnblumen

Im Gegensatz zu meinem Mann bin ich umso aktiver geworden. Ich habe angefangen, unseren kompletten Haushalt zu sortieren. Was möchte ich mitnehmen, was soll weg und was bleibt hier?
Ich hatte noch keine Wohnung gefunden, aber ich wollte nicht untätig sein und hatte einiges zu organisieren.
Nur mit meinem Atelier konnte und wollte ich nicht von hier weggehen. Eine Erinnerung an die schönen Zeiten, die ich hier erleben durfte, wollte ich mir bewahren.
Über die vielen Jahre haben sich allerlei Malutensilien angesammelt. Jede Menge Fachliteratur stapelte sich in den Regalen. Wohin mit all den Sachen? Und die vielen Bilder, wohin damit? Ich hatte ungefähr 200 Aquarelle gemalt und immer wieder bei mir im Atelier ausgestellt.
Mein Name war in der Region bekannt. Das wollte ich auf keinen Fall aufgeben.

Ich hatte immer noch keinen Plan, wohin ich wollte, aber das wird sich schon finden. Ich hatte genügend Zeit, mich um alles zu kümmern, was mir wichtig war.

53 Ich habe eine Wohnung gefunden

Es hat eine ganze Weile gedauert, bis ich die passende Wohnung gefunden hatte. Unglaublich, was manche Vermieter anboten. Für mich war es wichtig, einen Garten oder wenigstens eine Terrasse zu bekommen. Es war sowieso sehr schwer, von meinem Lebensstandard mit 130 Quadratmetern Wohnfläche auf 50 oder 60 Quadratmeter umzuziehen. Nach einigem Hin und Her und mehreren Verhandlungen mit dem Vermieter hat es tatsächlich geklappt. Meine erste eigene Wohnung. Ich konnte mich glücklich schätzen, eine 56-Quadratmeter-Wohnung mit einer großen, wunderschönen Terrasse, bekommen zu haben. In einem alten Bauernhaus im Ortskern von Edemissen. Drei Wohnungen waren in dem Haus.
Und richtig nette Mitbewohner wurden meine Nachbarn.
Nur drei Kilometer von meinem bisherigen Zuhause entfernt. Zum 1. April konnte ich die Wohnung beziehen. Es mussten lediglich die Zimmer neu tapeziert werden.
Möbel wollte ich von zu Hause nicht in die kleine Wohnung mitnehmen. Ich bin mit Simone nach Braunschweig in ein Möbelhaus gefahren, um neue Möbel für mich einzukaufen.
Die finanziellen Reserven hatte ich aus der Lebensversicherung von André. Das Geld hatte ich auf mein Konto überwiesen, denn für mich war klar, dass ich ohne einen Pfennig aus dem Haus gehen musste. Mir stand keinerlei Abfindung aus dem Bauernhaus zu. Da ich aber all die Jahre mitgearbeitet hatte und sehr viel Geld in das Anwesen investierte, sah ich es nicht ein, plötzlich mittellos dastehen zu müssen.
Der Möbelkauf war das reinste Vergnügen. In kürzester Zeit hatte ich ein neues Wohnzimmer mit Esstisch und sechs Stühlen. In eine rote Couch-Garnitur hatte ich mich total verliebt. Ein großer Wohnzimmerschrank kam dazu. Und damit es in der Wohnung gemütlich war, kamen noch zwei Teppiche in den passenden Farben hinzu.

Ein großes Bett und ein Kleiderschrank für das Schlafzimmer musste noch gekauft werden. Alles in Kiefernholz. Die Flurgarderobe rundete den Einkauf ab. Eine Küche brauchte ich nicht zu kaufen. Die hatte ich vom Vormieter übernommen.

Ich fühlte mich glücklich und frei, wie noch nie in meinem Leben.

Die größte Herausforderung war allerdings, den gemeinsamen Haushalt zu sortieren. Dazu konnte ich mir aber Zeit lassen, denn mein Gatte war mal wieder in einem Krankenhaus zur Behandlung seiner Symptome.
Ich besorgte mir Umzugskisten und blaue Müllsäcke. Dann wurde geräumt. Zuvor hatte ich mir bereits diverse Sachen für den Haushalt neu gekauft.

Mithilfe von einigen Freunden bin ich dann in die neue Wohnung gezogen. Direkt neben der Kirche. Und zum ersten Mal seit ewigen Zeiten konnte ich tief und entspannt schlafen. Was mir dann auch sofort auffiel … Es war das erste Mal in meinem Leben, dass ich alleine in einer Wohnung lebte. Ein Befreiungsschlag, den ich täglich genossen hatte. Es war so schön, Freunde einzuladen oder einfach mal wegzufahren, ohne Rechenschaft ablegen zu müssen.

Meine liebe Freundin Angelika kam immer vorbei, wenn es ihr möglich war, um in der schwersten Zeit meines Lebens an meiner Seite zu sein. Und dann erzählte sie mir von einem Traum, den sie, kurz bevor ich in die neue Wohnung gezogen war, hatte. Sie war auf einer sehr großen Party in einem Saal eingeladen. Es wimmelte von Menschen. Und plötzlich sah sie in einer Ecke, etwas erhöht, André stehen. Er hatte ein weißes Gewand an und sagte zu ihr … „Hallo, Tante Angelika, sag bitte unbedingt Mama, es geht mir gut.“

Angelika war so sehr erfreut darüber, André zu sehen. Sie wollte ihm entgegengehen. Doch dann verschwand er im hellsten Lichterglanz, den sie je gesehen hatte.
Seine Stimme hört sie noch sehr häufig und sie denkt ganz oft an diese Begebenheit im Traum.

Und wenn wir uns heute darüber unterhalten, sieht sie André immer noch in der Ecke des vollen Saales stehen. Ich bin froh, dass wir beide fest daran glauben, dass wir unsere Lieben irgendwann wiedersehen werden.

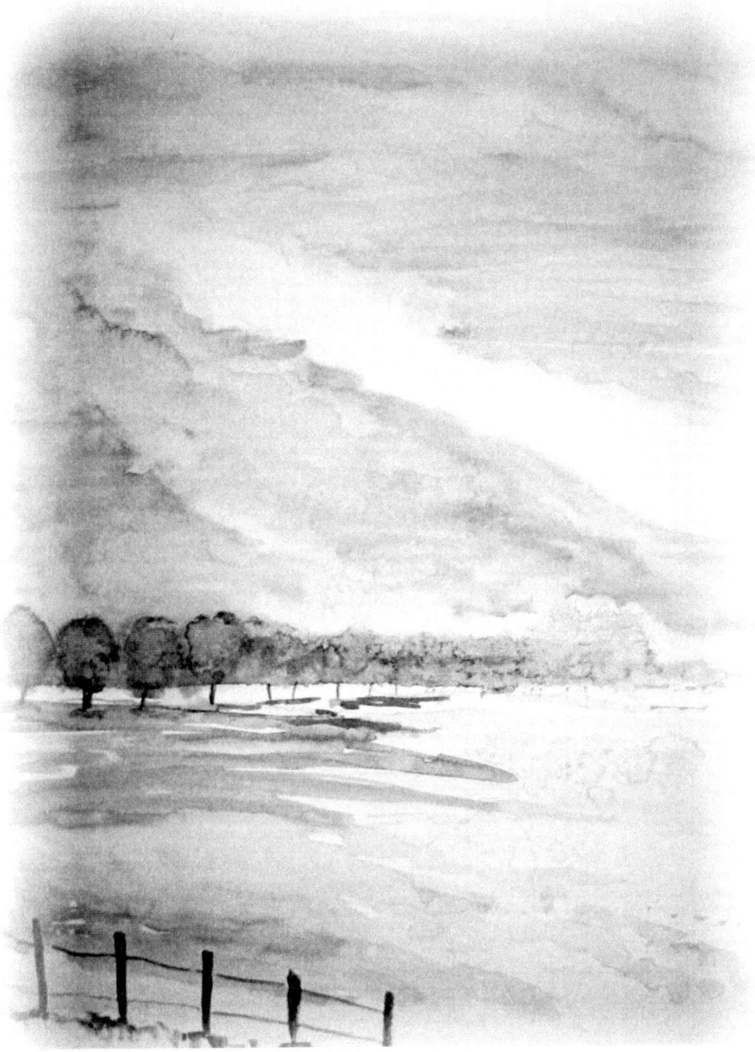

Landschaft zum Träumen

53 Reise in die Toskana

Irgendwann las ich in der Zeitung, dass dort eine Busfahrt in die Toskana angeboten wurde. Simone und auch meine Freunde drängten mich, mich dort anzumelden und mitzufahren. Gerade deshalb, weil der letzte geplante Toskana-Urlaub ausfallen musste, wollte ich diese Reise unbedingt machen.
Auf den Kosten der letzten Reise bin ich auch sitzen geblieben, was mich außer dem ganzen Theater sehr ärgerte.

Ich war so aufgeregt, dass ich in der Nacht, bevor die Reise losging, Durchfall bekam. Panik machte sich breit. Sollte es wieder nichts mit meinem ersehnten Urlaub werden. Davon wollte ich nichts wissen. Nachts wusch ich noch meine Bettwäsche durch, damit ich sie am nächsten Morgen in den Trockner packen konnte. Es war mir egal, wie lange die Wäsche im Trockner blieb. Die Hauptsache war, ich konnte fahren. Es ging mir auch wieder besser.

Es sollte eine Reise werden, die mein Leben wieder einmal in eine andere Richtung lenkte.

Auf dieser wunderbaren Toskana-Reise saß ich im Bus neben einem netten älteren Herrn. Er war Witwer und wurde von seinen Töchtern angehalten, diese Reise nach persönlichen schlimmen Erfahrungen zu machen, um den Kopf frei zu bekommen und nach einer entbehrungsreichen Zeit wieder etwas anderes zu erleben.

Der Bus war voll und dadurch, dass die Ehepaare nebeneinander saßen, wurden die Alleinreisenden nebeneinander gesetzt.

Ein befreundetes Ehepaar aus meiner Malgruppe saß mit mir am Tisch im Hotel. Auch zwei junge Frauen aus Braunschweig waren unsere Begleiterinnen am Tisch.

Abends saßen wir bei einem Glas Wein alle noch gemütlich zusammen.
Zu uns gesellte sich auch mein Busnachbar, denn seine Bekannten gingen abends schon sehr zeitig auf ihr Zimmer.

Wir verbrachten während der gemeinsamen Reise viel Zeit miteinander, denn es stellte sich heraus, dass er in unmittelbarer Nähe zu mir wohnte.

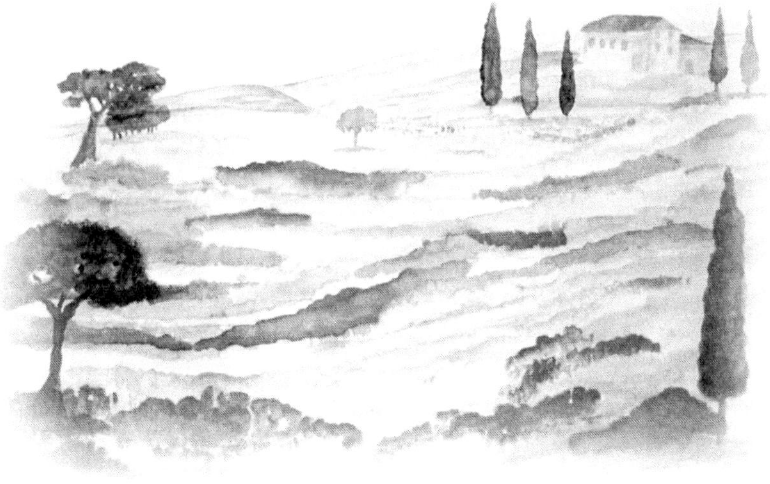

Toskana

55 Treffen per Zufall

Erst durch einen Zufall sahen Gerd und ich uns nach der Toskana-Reise wieder. Verabredet hatten wir uns nicht, denn ich war noch nicht bereit, eine neue Beziehung einzugehen.

Als ich von der Arbeit nach Hause fuhr, sah ich Gerd an der Hauptstraße spazieren gehen. Durch den Ort musste ich täglich zur Arbeit fahren. Ich bremste mein Auto ab und hielt direkt neben ihm an.

Wir unterhielten uns ein Weilchen und verabredeten uns zu einer Fahrradtour am nächsten Wochenende.
Angekommen in einem schönen Ausflugsziel in der Nähe, trafen wir auf die Gymnastik-Gruppe seines Dorfes, in der er seit ewigen Zeiten aktiv mitwirkte. Gemeinsam mit seiner verstorbenen Ehefrau war er jahrelang in der Gruppe tätig gewesen.

Was für ein Zufall???

Neugierig wurde ich von allen seinen Bekannten begutachtet. Ich fand diese Situation ziemlich unangemessen und wäre am liebsten wieder verschwunden. Doch nun mussten wir da durch.
Allerdings waren seine Bekannten mir gegenüber auch sehr aufgeschlossen und freuten sich, dass Gerd wieder jemanden gefunden hatte.
„Moment mal!" … Das war mein erster Gedanke, so weit sind wir noch lange nicht!
Ich denke bis heute, dass Gerd wusste, dass sich die Gruppe an dem Sonntag auch an dem Ausflugsziel treffen wollte. Das gab er aber nicht zu.

56 Simone geht ihren Weg

Nach vielen Überlegungen und verschiedenen Praktika hatte sich Simone dafür entschieden, eine Ausbildung zur Erzieherin zu machen. Dazu musste sie die Fachschule in Braunschweig besuchen. Eine kleine Wohnung in der Nähe des Bahnhofs hat es ihr erleichtert, den täglichen Weg zu fahren. Ein eigenes Auto konnte sie sich nicht leisten. Nebenbei jobbte Simone in einer Pizzeria. Ich konnte ihr nur eine kleine finanzielle Unterstützung zukommen lassen. Ab und zu habe ich ihren Kühlschrank aufgefüllt.
Nach ihrer Ausbildung musste Simone an der Hüfte operiert werden. Auf den kleinen Kindergarten-Stühlen bemerkte sie immer wieder massive Schmerzen in der Hüfte. Nach eingehender Untersuchung wurde festgestellt, dass ihre Hüftschale nicht ausgebildet war. Bei den jährlichen U-Untersuchungen beim Kinderarzt wurde es nicht festgestellt. Nun war eine Operation unumgänglich. In einer Spezialklinik für Orthopädie wurde der Eingriff vorgenommen.
Ich bin jeden Tag bei ihr gewesen. Auch André und Matthias besuchten sie regelmäßig im Krankenhaus.

Nachdem sie wieder rehabilitiert war, konnte sie sich um eine Arbeit kümmern. Bei der Behindertenhilfe bekam sie eine Anstellung.
Allerdings war es nicht ihr Berufswunsch. Sie wollte lieber mit Kindern arbeiten.
Dann geschah das schreckliche Unglück mit dem Unfalltod von ihrem geliebten kleinen Bruder André.
Sie hat sehr unter dem Verlust gelitten. Schließlich hatte Simone ja schon ihren großen Bruder Christian verloren. Simone war eine ganze Zeit krankgeschrieben, um auch, wie wir alle, mit dem Verlust ihrer Brüder klarzukommen.
Sie konnte es auch nicht mehr ertragen, mit den behinderten

Menschen zu arbeiten und kündigte ihren Job.

Schnell hat Simone eine neue Arbeit gefunden. Sie war bei der Stadt im Jugendzentrum untergekommen. Das hat ihr sehr großen Spaß gemacht.
Die Jugendlichen, die sie zu betreuen hatten, kamen gut mir ihr zurecht.
Viel älter als die Kinder war Simone schließlich auch nicht.

Simone hat sich sehr für das Jugendzentrum engagiert. In ihrer Freizeit an den Wochenenden besuchte sie des Öfteren die Flohmärkte in unserer Nähe. Sie war immer auf der Suche nach Spielen, die sie für die „Mühle", so hieß das Jugendzentrum, ergattern konnte.
Und dann geschah etwas Wundersames, das wir später in einem kleinen Artikel in der hiesigen Zeitung lesen durften.

In der Rubrik
… UNSEREINER GEHT DURCH DIE STADT … zum Flohmarkt, um als Mitarbeiterin des Jugendzentrums „Töpfers Mühle" sich nach einem Spiel umzusehen. Ihr Blick bleibt am „Spiel des Lebens" hängen, das sie früher mit ihrem Bruder gern und oft gespielt hat. Als sie den Deckel abnimmt, stockt ihr der Atem. Es ist das Spiel von zu Hause! Innen steht der Name ihres Bruders, der seit fast zehn Jahren nicht mehr lebt. – Sie kauft das Spiel für sich und ist sehr, sehr nachdenklich. Es ist mitunter schon seltsam, das Spiel des Lebens, denkt sich … UNSEREINE!

Simone hatte mir von dieser Begebenheit auf dem Flohmarkt erzählt. Abends traf ich die Redakteurin unserer Tageszeitung, die immer wieder über die Ereignisse in meinem Atelier berichtete. Sie fasste die kleine, für uns sehr bedeutende Geschichte in die schönen Worte, die wir dann lesen konnten.

Bis zur Geburt meines Enkelkindes hat Simone noch in „Töpfers Mühle“ als Erzieherin gearbeitet. Sie heiratete und blieb dann für eine kurze Zeit zu Hause bei ihrem Sohn in Elternzeit. Dann bekam sie ein neues Angebot, in einem Kindergarten zu arbeiten.

Mit dem Gedanken, Mama soll helfen, rief sie mich gerade im Skiurlaub an, und wollte wissen, was ich am Montag mache.

Wir sind erst den Sonntag drauf wieder aus dem Urlaub zurückgekommen und ich musste am Montag auch wieder arbeiten. Simone konnte leider nicht auf meine Hilfe hoffen, obwohl ich liebend gern als Oma eingesprungen wäre. Simone bemühte sich um eine Tagesmutter und konnte wieder berufstätig sein. Das war ihr sehr wichtig.

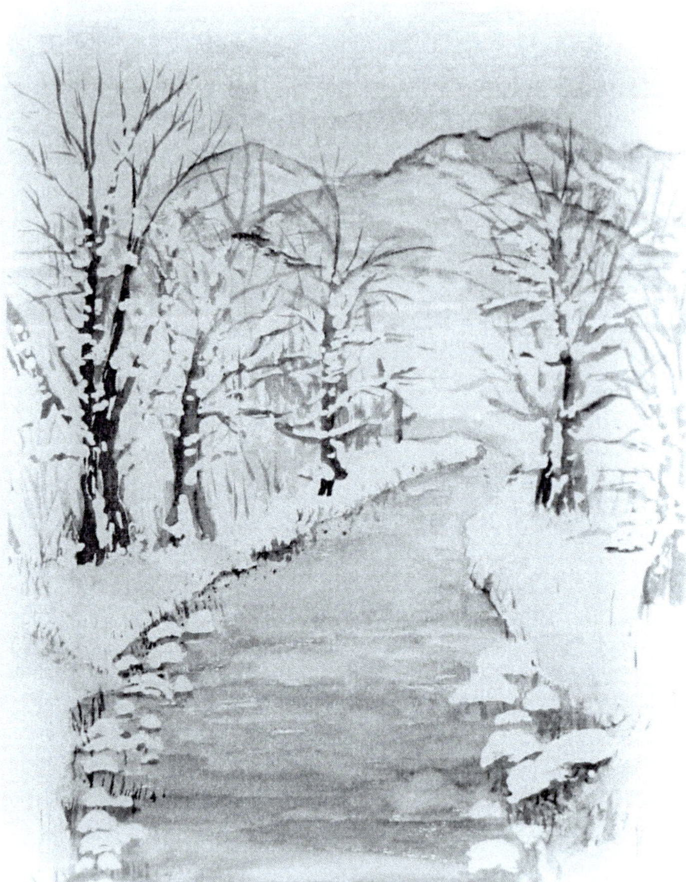

Winter in den Bergen

57 Marie genoss die Ruhe

Ich war so glücklich in der kleinen Wohnung, die ich seit April 2002 bewohnen durfte. Die Terrasse hatte ich mir gemütlich eingerichtet. Meine schönen Topfpflanzen konnte ich mitnehmen. Sogar die Trauerbirke pflanzte ich in einen großen Blumentopf. Sie zierte nun meine kleine Oase in meinem neuen Zuhause.

Ich hatte oft Besuch von meinen Freunden oder den Kolleginnen. Das Schönste aber war tatsächlich, dass ich endlich tun und lassen konnte, was ich für richtig hielt. Das war das erste Mal in meinem Leben, keine Rücksicht auf andere nehmen zu müssen. Zumindest nicht in meinen eigenen vier Wänden. Ich fühlte mich wie befreit von einer sehr schweren Last.

Meine Arbeit im Sanitätshaus war richtig angenehm. Es gab zwar auch dort manchmal Stress, der kam aber meistens vom Chef selber.
So hat er sich eines Tages richtig danebenbenommen, denn er war der Ansicht, dass wir in der Anmeldung seinen Anforderungen nicht gewachsen waren. Das äußerte er damit, uns zu sagen: „Gleich heulen sie!“, und das sagte er nicht nur einmal, sondern immer wieder. Bis mir dann der Kragen geplatzt war und ich in sein Büro stürmte.
Ich habe die Tür hinter mir zugeschlagen und lautstark meine Empörung mit den Worten geäußert: „Glaub ja nicht, dass irgendjemand hier für deine Firma jemals Tränen vergießen wird. Und vergiss es nie, ich habe meine Tränen mit meinen verstorbenen Söhnen begraben!“ … Pause! „Und wage es nicht noch einmal, uns mit derartigen Äußerungen zu kommen!“
Danach habe ich sein Büro verlassen und meinen Chef mit einer betretenen Miene zurückgelassen.

Er ist nicht dazu gekommen, noch etwas dazu zu sagen. Nie wieder kamen dumme Sprüche, denn mein Auftreten hatte offensichtlich seine Wirkung gezeigt.

Ich denke, er hatte ein schlechtes Gewissen und hat uns danach in Ruhe unsere Arbeit machen lassen.

Allerdings lief es mit dem Geschäft nicht so gut und nach zwei Jahren musste ich leider gehen. Ich war die Letzte, die er eingestellt hatte und vielleicht auch die unbequemste Mitarbeiterin im Verkauf.
Ich war nicht die einzige Mitarbeiterin, die entlassen wurde. Aus allen Abteilungen wurde Personal eingespart. Ich war sehr traurig darüber, denn ich habe diese Tätigkeit sehr gerne ausgeübt. Und vor allen Dingen hatte ich meine Kolleginnen nach kurzer Zeit zu Hause richtig vermisst.

Aber ich wäre nicht ich, wenn ich den Kopf hängen ließe. Nein, ich habe ziemlich bald wieder eine neue Arbeit gefunden. Ich brauchte nur einen Anruf zu tätigen, denn ich kannte sehr viele Leute, die eventuell einen Job für mich hatten. Schließlich war ich in der glücklichen Lage, in zwei Berufen eine Ausbildung gemacht zu haben. Und so war es auch. In einem Pflegeheim konnte ich den „Begleitenden Dienst" machen. Meine Aufgabe war, die Freizeitbeschäftigung der Bewohner zu organisieren und zu begleiten. Das war genau das Richtige für mich.
Ich hatte zwar immer einen Fahrweg von dreißig Kilometern, aber das hat mich nicht gestört. Wichtig war für mich, wieder Arbeit zu haben und meine Unabhängigkeit erhalten zu können. Und Spaß hat mir die Arbeit mit den Senioren sowieso gemacht.

Und privat lief es auch prächtig. Ich war mit der Situation zu-

frieden, nicht allein sein zu müssen. Aber auch nicht in einer festen Bindung zu leben.
Wir planten wunderbare Reisen. Gerd war es gewohnt, Aktiv-Urlaub zu machen. Für mich war es absolutes Neuland. Es begeisterte mich sofort, mit Gerd eine Fahrradtour von Dresden bis nach Wien zu machen.
Oder in den Winterurlaub zu fahren. So einen Urlaub kannte ich auch noch nicht.

58 Im ICE (nur wegen des Urlaubs)

Bei der Planung unserer Fahrradtour gab es für mich allerdings ein riesengroßes Problem, dem ich mich eigentlich nicht stellen wollte. Seit dem Tod von Christian bin ich nie wieder in einen Zug gestiegen. Ich konnte mich nicht dazu überwinden. Bisher war das auch kein Problem. Denn meine Aussage war immer, wo ich nicht mit dem Auto hinfahren kann, bleibe ich weg. Nun kam es aber anders. Gerd wollte unbedingt mit dem Zug nach Dresden fahren, wo wir unsere Fahrräder für die Tour in Empfang nehmen konnten. Und er war voller Zuversicht, dass ich es auch gut schaffen werde. Er kaufte die Fahrkarten und ich kümmerte mich um einen Rückflug von Wien nach Hannover. Dass wir mit dem ICE von Leipzig über Berlin bis Dresden durchfahren mussten, hatte er mit nicht erzählt.
Schon allein der Gedanke, mich in einen ICE setzen zu müssen, hat bei mir Panikattacken ausgelöst.
Die Radtour wollte ich aber unbedingt machen. Deshalb blieb mir nichts weiter übrig, als diese Zugfahrt mit Gerd zu machen. Die erste Strecke mit der Bimmelbahn habe ich einigermaßen überstanden, doch als wir in Leipzig auf dem Bahnhof umsteigen mussten, verließ mich der Mut. Ich bin wie von Sinnen in den Zug gerannt, habe meinen Platz eingenommen und wagte es kaum zu atmen. Mir war schlecht, ich hatte „Schnapp-Atmung“ und konnte die ganze Strecke bis Dresden kaum ein Wort reden. Ich sagte nur: „Lass mich einfach nur zufrieden und sprich mich nicht an!“
Für Gerd war es unverständlich, dass ich mich mit solchen Problemen quälen musste. Und mir war klar, … „ich fahre nie wieder mit dem Zug irgendwo hin.“

Ich konnte mich erst ganz langsam wieder beruhigen, als wir aus dem ICE ausgestiegen sind.
„Gott sie Dank“ hatte ich für einen Rückflug gesorgt.

Sonst hätte ich ein Riesenproblem, wieder nach Hause zu kommen.

Ich habe viele Jahre harte psychologische Unterstützung gebraucht, bis ich wieder in einen Zug gestiegen bin.

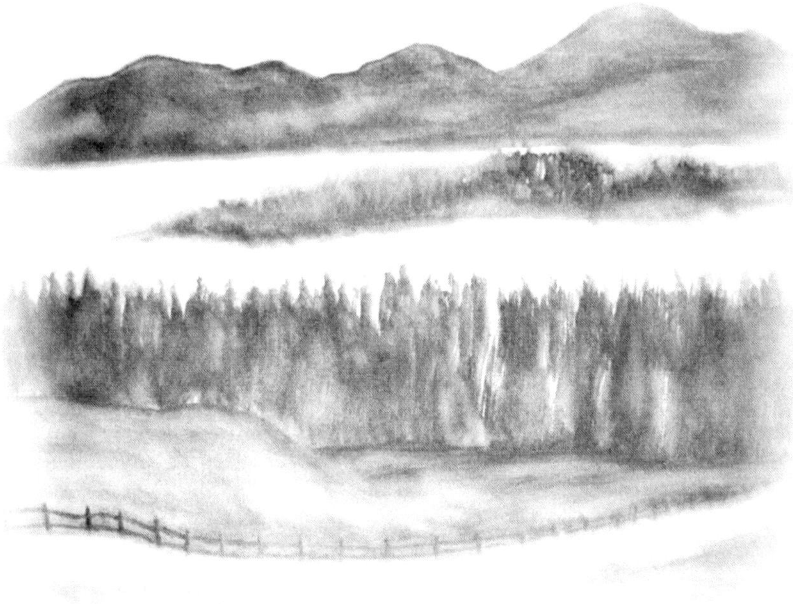

Entdeckungsreise

59 Umzug mit dem Atelier

Lange bin ich jede Woche in mein Atelier gefahren, um dort mit den Teilnehmern der Kurse zu malen. Am ersten Sonntag im Monat wurde wie eh und je das Atelier für interessierte Besucher geöffnet.
Doch nachdem ich selber nicht mehr dort auf dem schönen Hof lebte, kam ich mir vor wie eine Verräterin. Ich fühlte mich einfach nicht mehr wohl dort. Bei dem Gedanken, meinen Ehemann dort anzutreffen, wurde mir übel. Ich hatte immer ein schlechtes Gewissen, weil ich mich nur um meine eigenen Sachen kümmerte.

Deshalb hatte ich den Entschluss gefasst … Ich muss hier ganz weg und mir neue Räumlichkeiten für mein geliebtes Hobby suchen.

Zu der Zeit war es nicht so dramatisch, geeignete Räume für die Malerei und die Ausstellungen zu finden. Heute wäre es kaum noch bezahlbar, dieses Hobby nach meinen Vorstellungen betreiben zu können.
Ich fand in dem Ort, wo Gerd zu Hause war, wunderbare Möglichkeiten auf dem Gelände einer ehemaligen Zimmerei.
Ein großer Raum, der früher als Aufenthaltsraum für die Zimmerleute diente, wurde nach einigen Umbaumaßnahmen mein neues Atelier.
Es gab eine Küche und einige Toiletten.

Ich war überglücklich, einen so schönen Platz gefunden zu haben. Doch auch viel Wehmut schwang mit, als ich die letzten Bilder und Malutensilien aus meinem alten Atelier heraustrug.
Doch voller Tatendrang wurde für die Eröffnung des neuen Ateliers gearbeitet. Alle haben mitgeholfen, dass es ein ansehnliches Ambiente wurde. Zahlreiche Bilder mussten aufgehängt

werden.

Der Eröffnungstermin wurde in der Tageszeitung bekanntgegeben.
Eine Gruppe Musiker hatte sich angekündigt, um einen besonders schönen Rahmen für die Eröffnung zu liefern.
Einladungen hatte ich an alle bisherigen Kursteilnehmer und viele Freunde verschickt. Ganz viele interessierte Menschen hatten sich angemeldet, zur Eröffnung zu kommen.

Dann war es so weit. Ein sonniger Sonntag war die beste Voraussetzung für die Eröffnung.
Aber nicht nur das. Die Eröffnung wurde von einem Fotografen und „meiner" Redakteurin für die Zeitung sehr schön in Szene gesetzt.
Es gab Kuchen, Kaffee und Sekt für meine Gäste, die zahlreich erschienen sind.
Ich hatte zum Glück Hilfe von meinen Freunden, die die Gäste bewirteten.
In der gemütlichen Sitzecke wurde gefachsimpelt.

Meinen eigenen Arbeitsplatz hatte ich mir am großen Fenster eingerichtet. Das Tageslicht war ideal für die Schaffenskraft. Hier konnte ich meine Farben fließen lassen und der Entstehung meiner Bilder entgegenfiebern.

Ich freute mich, dass ich einige Bilder am Eröffnungstag verkaufen konnte.
Neuanmeldungen für die Malkurse wurden von einigen Besuchern gebucht, was mich sehr glücklich machte. Schließlich musste ich ab jetzt Miete für mein neues Atelier bezahlen.
Am großen Tisch in der Mitte des Raumes fanden alle Malbegeisterten ausreichend Platz für die Entstehung der eigenen Aquarelle.

Die Jazzmusiker unterhielten mit leiser Hintergrundmusik die Besucher des Ateliers.
Es war ein gelungener Auftakt.

Doch leider hatte sich nach einiger Zeit herausgestellt, dass der gesamte Hof verkauft werden sollte.
Ich hatte schon Bedenken, ob ich auch weiterhin zu den günstigen Konditionen in meinem Atelier bleiben konnte. Das war „Gott sei Dank“ kein Problem. Vorerst!

Doch durch den Verkauf kamen auch neue Mieter in das große Objekt. Leider handelte es sich dabei um einen Swingerklub, der dort ansässig werden wollte.
Wir alle waren über diese Entwicklung total entsetzt. Schon allein deswegen, weil ich einige Schulklassen in meinem Atelier unterrichtete.

Ich hatte den Bürgermeister eingeschaltet, um es zu unterbinden, was sich seit dem Verkauf auf diesem Hof tat. Leider hatte auch er keine Möglichkeit, den Klub zu verbieten. Die Stadt hatte die Genehmigung erteilt, und damit war das Thema vom Tisch.

Doch ich war mit dieser Entwicklung äußerst unzufrieden. Zumal sich die Besucher des Etablissements auch in mein Atelier verliefen, wenn ich beim Malen war. Angsterfüllt saß ich am Tisch und hatte die Pinsel-Spitze als Waffe, falls nötig, in der Hand.

Das Ganze habe ich mir ungefähr drei Jahre mit angesehen. Unter diesen fragwürdigen Umständen war ein kreatives Arbeiten kaum noch möglich.

Die Konsequenz daraus war, die Räume zu kündigen. Aber ich

wollte unbedingt weiterhin ein eigenes Atelier betreiben, denn ich mochte es gar nicht, meine Bilder zu verschiedenen Ausstellungen zu bringen.
Mein Konzept war nach wie vor, die Besucher in mein Atelier einzuladen. Bisher hatte ich auch immer gute Erfahrungen damit gemacht.
Die Besucher sind auch weiterhin zu meinen Ausstellungen gekommen, obwohl sich dieses fragwürdige „Geschäft“ in meiner unmittelbaren Nähe befand.

Was blieb mir übrig. Ich wollte da weg.

Ich habe ein Inserat in der Tageszeitung aufgegeben, um nach entsprechenden Räumlichkeiten für meine Malerei zu suchen.
Es war nicht ganz einfach, denn die Miete durfte ja auch nicht zu teuer werden. Trotz meines Einkommens konnte ich mir nur günstige Räume mieten.

Es war „Heiligabend“, als bei mir das Telefon klingelte. Ich nahm an, es war Simone, mit der ich mich zum Gottesdienst verabredet hatte.
Weit gefehlt … Es war die Freundin meiner damaligen Schwiegermutter, die mir mitteilte, dass sie eventuell etwas Passendes für meine Malerei hätte. Sie hatte das Inserat gelesen.

Seit einiger Zeit stand ihr Friseursalon leer, da sie die Berufstätigkeit aufgegeben hatte. Ich konnte es nicht fassen, dass ich an so einem Tag ein Angebot für meine Belange bekam. Überglücklich nahm ich die Verabredung nach Weihnachten an, um mir anzusehen, ob mir die Räume zusagten.

Am nächsten Tag sind Gerd und ich sofort hingefahren, um wenigstens mal zu schauen. Mit plattgedrückter Nase stand ich an der großen Schaufensterscheibe und träumte bereits davon, dort mit der Malerei und den Kursen weitermachen zu können. Alle, denen ich davon erzählte, freuten sich mit mir.

Nachdem ich mir die Lage und die Räume des ehemaligen Salons angesehen hatte, war meine Begeisterung nicht mehr zu bremsen. Der Mietvertrag wurde mit der Tochter geschlossen, die inzwischen Besitzerin des Hauses war. Es musste sehr viel umgebaut werden, da an den Wänden Fliesen vorhanden waren. Die haben wir mithilfe von Bekannten übergepinselt. Haltebretter für die Bilder wurden angebracht. Auch eine kleine Küche hatten wir installieren lassen. Mit Regalen als Raumteiler wurde der große Raum zum Malstudio umgestaltet.

Es gab eine Möglichkeit, die gemütliche Sitzecke mit Sofa und Tisch für Gespräche neu herzurichten und in das neue Atelier zu integrieren.
Nachdem alle Bilder wieder ihren Platz an den Wänden bekamen, konnte ich auch die großen Schaufenster mit den Bildern auf den Staffeleien präsentieren. Für die Besucher war es gleich zu erkennen, was sich in der nächsten Zeit hier tut.
Auch für diese Neueröffnung wurde wieder in der Tageszeitung geworben. Ein wunderbarer Bericht der Redakteurin erschien zeitnah zu diesem Ereignis.

Und die Besucher kamen in Scharen zur Eröffnung.
In gewohnter Weise waren die Kurse schnell ausgebucht. Zwei Mal in der Woche konnte bei mir die Aquarellmalerei erlernt werden.
Wenn ich im Atelier war, bekam ich des Öfteren Besuch von einer in unserer Region bekannten Malerin, die ein absolutes, wunderbares Naturtalent für die Malerei war. Von Dina bekam ich den einen oder anderen Tipp, der mir manchmal sehr nützlich war. Lesen und schreiben konnte sie nicht, aber sie war

eine begnadete Künstlerin.

Eines Tages, es war an Halloween, hatten sich die Kinder aus der Nachbarschaft dazu entschlossen, mit Eiern die Fensterscheiben zu bewerfen. Eine große Schweinerei, die nur mit viel Mühe wieder zu beseitigen war. Wenn es nur einmal gewesen wäre, hätte ich da keinen Hehl draus gemacht. Aber es wurden immer wieder Eier an die Scheiben geworfen. Je mehr ich mich darüber aufregte, desto besser fanden es die Kinder, weiterhin mit den Eiern zu werfen.

Wir sind am Samstag, bevor ich wieder einen „Tag der offenen Tür“, anbot, zum Atelier gefahren und haben alles zum wiederholten Male sauber gemacht.

Doch am Sonntagvormittag rief mich Dina an … sie hatte von zu Hause einen Eimer Wasser und Putzzeug geholt, um die Fenster zu reinigen. Selbst eine Leiter hat sie dort mitgenommen.

Ich konnte es nicht fassen. Schon wieder war alles mit Eiern beschmiert. Dina war ein wirklicher Schatz. Sie hatte alles wieder gereinigt. Sie wusste, dass ich am Nachmittag wieder Gäste in meinem Atelier begrüßen wollte. Ich war ihr sehr dankbar. Allerdings war Dina auch sehr „speziell“. Sie konnte allen Leuten ziemlich auf die Nerven gehen. Und sie sah aus wie „Frau Flodder“ aus der Fernsehserie. Ohne Zigarre im Mund war sie nur ein halber Mensch.

Bis auch hier nach einigen Jahren das Aus kam, haben wir mit viel Freude in dem schönen Atelier gewerkelt. Dieses Haus sollte verkauft werden und wechselte bald darauf den Besitzer. Und dann war auch für mich Schluss. Noch einmal neu anfangen, war für mich keine Option.

Diese Entwicklung hat mich allerdings auch sehr traurig gemacht.

60 Umzug zu Gerd

Gerd und ich kannten uns nun schon mehr als zwei Jahre. Jeden Tag sind wir zusammen gewesen. Wir wurden ein glückliches Paar. Immer nach meiner Arbeit trafen wir uns. Meistens ist Gerd zu mir gekommen. Er hatte sehr viel mehr Zeit als ich, denn er war schon seit langer Zeit im Ruhestand. Jedes Mal, wenn er mich besuchte, brachte er den Inhalt seines Kühlschrankes mit. Es sollte ja schließlich nichts verderben. Oder im umgekehrten Fall nahm ich meine Lebensmittel mit zu ihm, die wir dann bei den gemeinsamen Mahlzeiten verzehrten.
Wir hatten viel Spaß miteinander und viele Interessen, die wir zusammen ausleben konnten. So viel verreist, wie mit Gerd, war ich in all den Jahren zuvor nie. Wir gingen ins Theater oder besuchten unsere Freunde.

Eines Tages beschlossen wir, die Miete für meine Wohnung einsparen zu können, indem ich mit zu ihm in sein Eigenheim zog.
Diese Entscheidung wollte er aber nicht ohne die Zustimmung seiner Töchter machen. Ihm war es wichtig, alles so harmonisch wie möglich in seinem Leben zu gestalten. Das hatte dann aber zur Folge, dass seine Tochter, die in direkter Nachbarschaft mit ihrer Familie wohnte, es nicht so gern sah, bevor die Eigentumsverhältnisse nicht neu geregelt wurden. Für sie war es wichtig, entweder sich den Erbteil der Mutter auszahlen zu lassen, oder das Haus an die Töchter zu überschreiben. Gerds älteste Tochter hatte keine Probleme damit. Ihr war es nur recht, dass sich ihr Papa wohlfühlte und eine glückliche Zeit nach dem Tod der Mutter haben sollte.
Auf die Forderungen von seiner Jüngsten hat sich Gerd eingelassen, weil er sonst Ärger mit der Familie befürchtete. Dazu sollte es unter keinen Umständen kommen.

Obwohl er das Haus selber gebaut hatte, kam für die Familie ein anderer Kompromiss nicht infrage. Sie hatten Angst, etwas von ihrem Erbe abgeben zu müssen. Diese Sorge war unberechtigt, denn in einer Familie ist die Erbfolge ja schließlich genau geregelt.
Beim Notar wurde ihm ein dauerhaftes Wohnrecht eingeräumt. Ich bekam ein Wohnrecht bis zu einem Jahr nach seinem Ableben.

Das war für mich kein Problem, denn ich wollte auf gar keinen Fall der Grund für Familienstreitigkeiten sein. Außerdem war es mir wichtig, den Plänen der Töchter von Gerd nicht im Wege zu stehen.

Als diese Angelegenheit dann amtlich besiegelt war, konnte ich zu meinem geliebten Freund in das Haus ziehen.

Nach einigen Umbaumaßnahmen war es dann so weit. Ich kündigte meine Wohnung, um mit Gerd einen neuen Lebensabschnitt anzufangen. Für Gerd war es wichtig, dass ich in dem Haus ein eigenes Zimmer bekam. Ich konnte einige meiner Möbel, die noch fast neu waren, verkaufen.
Mein schönes rotes Sofa sollte meine Simone bekommen.

Aber nicht einfach nur so, nein, wir hatten uns ausgedacht, ihr die Möbel zu ihrer Hochzeit zu schenken. Standesamtlich wurde schon ein Jahr zuvor geheiratet. Es war eine kleinere Feier. Und nun stand die kirchliche Trauung an.
Um diese Überraschung durchführen zu können, musste ich ihren Schwager bitten, uns bei der Aktion zu helfen. Als sie beide nicht zu Hause waren, brachten wir dem jungen Paar die Möbel direkt ins Wohnzimmer. Das alte, und schon sehr verschlissene Sofa mitsamt dem Teppich stellten wir in den Garten und die neuen Möbel, auch mit passendem Teppich dann in die

Stube. Dann sind wir heimlich, still und leise wieder weggefahren.
Als Simone dann nach Hause kam, sah sie zwar die Couchgarnitur im Garten stehen, hat sich auch kurz gewundert, aber es dann schnell wieder verdrängt.
In ihr Wohnzimmer ist sie gar nicht erst gegangen. Es stand etwas anderes auf dem Zeitplan.

Als sie später die neuen Möbel entdeckte, hat sie uns sofort angerufen und sich für die gelungene Überraschung bedankt.

Zum nächstmöglichen Termin bin ich dann zu Gerd gezogen. Ich brauchte mich nur an die Nebenkosten und dem gemeinsamen Lebensunterhalt beteiligen.
Auf diese Weise hatte ich die Möglichkeit, ein wenig Geld zu sparen, denn wir hatten noch viele Pläne, die wir miteinander erleben wollten.

Wir gestalteten sein Grundstück in eine wirklich idyllische Oase um. Neue Blumenbeete und ein kleiner Fischteich zierten nun den Garten. Ein Kleinod, in dem sich jeder wohlfühlen konnte. Gartenarbeit war ein großes Hobby von Gerd und ich mochte es auch sehr gern, wenn wir gemeinsame Ziele verfolgen und umsetzen konnten.

Ich freute mich darüber, dass ich meine Trauerbirke, die ich in einen Topf gepflanzt hatte, in dem schönen Garten platzieren konnte. Die Birke hatte ich vor einigen Jahren als Erinnerungsbaum an meine Söhne eingepflanzt. Sie sollte immer mein Begleiter sein, egal, wo ich mich niedergelassen hatte.

Nach einigen Jahren ließen wir uns einen schönen Wintergarten bauen.
Das war die beste Investition, die wir in all den gemeinsamen

Jahren getroffen hatten. Wir lieben diesen zusätzlichen Raum sehr und nutzen ihn zu jeder sich bietenden Gelegenheit.
Die Einweihung hatten wir gemeinsam mit unseren Nachbarn gefeiert. Unter anderem gab es Glühwein, weil es an dem Tag richtig kalt war.
Trotzdem fühlten sich alle in dem neu geschaffenen Ambiente richtig wohl.
Später kauften wir uns eine gemütliche Lounge-Garnitur, die zum Verweilen einlud. Wir genießen sehr häufig unsere Mittagsruhe im Wintergarten.
Mein Weg zur Arbeit war auch nicht so weit, denn ich war immer noch in dem Sanitätshaus beschäftigt. Bei schönem Wetter bin ich mit dem Fahrrad gefahren. Gerd hat mich nach Geschäftsschluss abgeholt, um danach manchmal mit mir zum Eisessen in die Stadt zu fahren.
Wir hatten eine wunderbare Zeit, die wir bis heute gemeinsam genießen.

61 Meine Arbeit

Die Ausbildung zur Altenpflegerin hatte ich mit 28 Jahren begonnen. Die Schulzeit in Braunschweig in der Altenpflegeschule habe ich genossen. Es hat mir sehr viel Spaß gemacht, dort mit den Mitschülern zu lernen.
Glücklich, das Examen in der Hand zu haben, dauerte es auch nicht lange, eine Festanstellung in einem Pflegeheim zu bekommen.

Nachdem ich insgesamt 23 Jahre in der Altenpflege tätig war, war mein Rücken kaputt. Es war oft sehr schwer, gerade in der ambulanten Pflege, allein arbeiten zu müssen. Es gab manches Mal Situationen, die eine kleine Frau körperlich gar nicht zu schaffen in der Lage war. Eines Morgens kam ich zum Beispiel zu einer Patientin nach Hause und statt in ihrem Bett, fand ich sie unter dem Waschbecken liegend vor. Eine schwere Person, die ich ohne Hilfe nicht wieder hochbekam. Deshalb rief ich in der Firma an und bat meinen Chef um Hilfe. Gemeinsam konnten wir uns um die alte Dame kümmern.
Oder, es war tatsächlich auch vorgekommen, dass ein männlicher Patient gerade onanierte, als ich ins Haus kam. Ein Anblick, den wirklich niemand braucht, erst recht nicht von alten Männern, die auf Hilfe bei der Körperpflege angewiesen sind.
Oft wird man als Pflegekraft auch beschimpft, weil sich die Zeit etwas verschoben hatte und die Patienten warten mussten. Solche und ähnliche Situationen gab es fast täglich. Bei dem Beruf in der Altenpflege braucht jeder starke Nerven. Der Zeitrahmen wurde immer enger gelegt. Es kam dann vor, dass ich mit wenigstens 50 Stundenkilometern durch eine 30-Zone gefahren bin. Das Knöllchen ließ nicht lange auf sich warten. Es war schon etwas Besonderes, wenn an einem Dienst keine kuriosen Aufgaben zu lösen waren.

Die Arbeit im Pflegeheim war etwas leichter, weil ich mir bei den schweren Bewohnern Hilfe von den Kollegen holen konnte. Trotzdem gab es auch hier immer wieder schwere Pflegefälle. Manchmal, wenn nicht genügend Personal vor Ort war, mussten diese Aufgaben auch allein gemeistert werden.

In meinem Berufsleben in der Altenpflege arbeitete ich immer im Wechsel.
Mal in einer stationären und dann wieder in einer ambulanten Einrichtung.
Die Arbeit in dem Pflegeheim, in dem ich bis zu meinem Bandscheibenvorfall gearbeitet hatte, hatte mir sehr viel Spaß gemacht. Alle Kolleginnen und Kollegen waren sehr hilfsbereit und füreinander da.

Ich wäre gern noch dort geblieben, wenn mir die Gesundheit keinen Strich durch die Rechnung gemacht hätte. Leider war es mir nicht mehr möglich, weiterhin die schwere Arbeit in der Altenpflege zu leisten.

Ich war lange krankgeschrieben. Für eine Operation war der Bandscheibenvorfall noch nicht schwer genug. Also quälte ich mich mit einer Schmerztherapie und Krankengymnastik durch die Zeit. Die Spritzen, die ich in das Rückenmark bekam, haben leider keinen langfristigen Erfolg gehabt. Ich wollte aber auch nicht immer nur warten, bis sich die Situation zum Besseren entwickelte.
Deshalb habe ich nach langem Hin und Her meine Arbeit in der Altenpflege gekündigt. Es war so schon schlimm genug, mit den ständigen Schmerzen leben zu müssen.

Ich hatte richtiges Glück, denn ich konnte wieder in dem Sanitätshaus arbeiten, in dem ich vor einigen Jahren schon einmal tätig war. Nach einer kurzen Bewerbung lud mich mein Chef

zu einem Gespräch ein. Als ich dort ankam, freute sich die halbe Belegschaft, mich zu sehen. Ich wurde in das Büro des Chefs gebeten, obwohl er selber noch gar nicht im Haus war. Begleitet von meinen lieben Kolleginnen warteten wir auf ihn. Als er dann kam, hatte er den Eindruck, überflüssig zu sein und fragte uns, ob wir schon alles geregelt hätten. Die Antwort war: „Ja, wir haben Marie schon eingestellt, du brauchst nur noch den Vertrag zu unterschreiben."
Es war nur noch ein kurzes Gespräch über die Gehaltsvorstellung vonnöten, dann war alles geklärt. Zum nächsten Ersten konnte ich anfangen.

Ich konnte mein bisheriges Wissen gut in den Beratungen einbringen. Die Arbeit hat mir richtig viel Freude bereitet. Die lange Arbeitszeit hat mich auch nicht sonderlich gestört.
Doch nach einiger Zeit sollte ich in eine andere Filiale nach Hannover wechseln, weil dort Personalmangel herrschte. Erbaut war ich von dem Gedanken nicht, jeden Tag diese weite Anfahrt zu haben.

Aber in diesem Fall war Widerstand zwecklos. Es blieb mir nichts anderes übrig, als in den sauren Apfel zu beißen und die Tätigkeit dort anzunehmen.
Doch ich hatte so wunderbare Kolleginnen in der Filiale, dass mir die Arbeit auch hier im Haus gut gefallen hatte. Wir waren ein tolles Team und ich konnte sehr viel dazulernen. Wir haben zum Teil bis heute noch guten und herzlichen Kontakt.
Zum größten Teil konnte ich mir den Fahrweg mit einer Kollegin aus meiner Umgebung teilen, denn auch sie wurde in die Filiale nach Hannover abberufen.

Wir hatten uns viel zu erzählen und vergaßen sogar, wo der Weg nach Hause entlangging, sodass wir mehrere Male um einen Kreisel fuhren, bevor wir uns auf dem richtigen Weg

befanden. Die ganze Zeit haben wir uns darüber amüsiert, den Kreisel mehrmals umfahren zu haben, und das ist uns nicht nur einmal passiert.
Drei Jahre bin ich dort in Hannover geblieben, bis mir die Leitung einer eigenen Filiale angeboten wurde. Das Angebot habe ich sehr gern angenommen. Der Weg war nicht ganz so weit wie vorher. Und etwas mehr Gehalt bekam ich auch noch. Doch die Strecke durfte ich dann natürlich allein fahren.

In meiner eigenen Filiale war ich in der ersten Zeit allein als Fachverkäuferin tätig. Es war eine große Verantwortung, die mir übertragen wurde. Aber ich hatte auch immer Unterstützung von den Kolleginnen aus dem Hauptgeschäft und Hannover, wenn ich in einer Aufgabe nicht weiterkam. Das tägliche Telefonat gehörte einfach dazu. Es war ein ruhiges Arbeiten für mich. Ich hatte zwar immer viel zu tun, aber die Kundschaft verteilte sich über den ganzen Tag.

Morgens war ich immer frühzeitig im Geschäft, damit ich in Ruhe den Computer hochfahren konnte, Kaffee kochen für die Kunden, oder den Weg zur Bank vor Geschäftsbeginn erledigen.
Meine Kunden waren ausgesprochen nett und meistens unkompliziert. Ich konnte die Umsätze in einem Jahr deutlich steigern, was mich ungeheuer stolz machte.
Ich vermaß täglich die Beine der Kunden für Kompressionsstrümpfe, legte Bandagen für alle mögliche Gebrechen der Kunden an und verkaufte alle frei verfügbaren Waren, die in einem Sanitätshaus angeboten wurden.

Täglich kam ein Kollege aus dem Hauptgeschäft vorbei und brachte mir die Bestellungen des Tages und nahm die Waren und Fußabdrücke für Schuheinlagen zur Fertigstellung durch die Fachabteilungen mit nach Peine. Dort waren die Werkstätten für Orthopädietechnik, Schuhtechnik und die Bandagisten integriert. Die Reha-Abteilung und das Büro waren ebenso wie das Ladengeschäft dort ansässig.

Einen E-Skooter, der mir durch die Reha-Abteilung zum Verkauf in die Filiale gestellt wurde, habe ich fast nebenbei an eine gehbehinderte Dame verkauft. Sie wollte etwas ganz anderes bei mir im Geschäft haben. Doch sie hat sich nach eingehender Beratung für den E-Skooter entschieden, weil sie täglich zum Friedhof wollte, um bei ihrem verstorbenen Ehemann zù sein. Am liebsten hätte sie das Elektrofahrzeug gleich mitgenommen. Das war aber nicht möglich. Unsere Fachkollegen aus der Reha-Abteilung mussten sie erst mit dem Gerät vertraut machen, ehe sie damit in den Straßenverkehr durfte. Als sie endlich ihren Skooter hatte, fuhr sie freudestrahlend am Geschäft vorbei und winkte mir zu. Ich freute mich für die Dame, dass sie endlich unabhängig unterwegs sein konnte.

Doch nach einiger Zeit hörte ich von anderen Kunden, dass eine ältere Frau mit einem weißen Skooter verunglückt war. Ich konnte es kaum fassen.

Die Dame wollte einen Ausflug zum Kanal machen, hat aber die Böschung als Fahrweg gewählt, anstatt dort herunterzufahren, wo auch die Fahrräder entlang müssen.

Die Folge war, dass sie sich mit dem neuen Gefährt überschlagen hatte und kurz vor dem Kanal zum Liegen kam. Dieses Unglück hatten junge Leute von einer Brücke aus beobachtet. Sie riefen die Rettungssanitäter und die Polizei an, die dann zur Hilfe eilten. Der Skooter war nur noch Schrott. Ob der Dame etwas Schlimmeres passiert war, konnte niemand sagen. Ich habe sie leider nie wieder bei uns im Geschäft gesehen. Es tat mir unendlich leid, dass sie so viel Geld für etwas ausgegeben hatte, von dem sie nur eine kurze Zeit einen Nutzen hatte.

Die Arbeit in dem Sanitätshaus wurde immer mehr und für eine Person kaum zu schaffen. Das hat auch unser Chef anhand der Umsatzzahlen gesehen.

Er wollte mir jemanden zur Seite stellen. Eine ehemalige Schuhfachverkäuferin wurde eingestellt. Als Neuling in so einem sensiblen Fachbereich anzufangen, bedeutete eine gründliche Einarbeitung. Für mich kein Problem, aber die neue Kollegin wollte sich nicht viel sagen lassen. Sie war der Ansicht, bei mir nicht genügend und schnell genug in alle Bereiche eingearbeitet zu sein. Aber es dauert ungefähr ein Jahr, bis eine Fachverkäuferin in einem Sanitätshaus eine Beratung fachgerecht durchführen kann, denn die Bereiche sind sehr vielfältig. Die Kollegin war der Ansicht, in der Filiale Hannover mehr zu lernen und bat beim Chef um die Versetzung. Aber auch dort ließ sie sich nichts erklären und war der Ansicht, sie könne alles schon. Nach einer Weile stellte sich die Dame als Flop dar und hat unser Haus verlassen. Allerdings nicht, bevor sie sich in weitere Filialen versetzen ließ.
Ab dann stand ich wieder allein mit der vielen Arbeit im Geschäft.
Nur ab und zu bekam ich Hilfe, wenn in den anderen Geschäften genug Personal zu Verfügung stand. Das war allerdings sehr selten der Fall.
Bei uns im Haus war der Krankenstand ziemlich hoch. Anfällig für allerlei Erkrankungen waren in erster Linie die jungen Mitarbeiterinnen. Das ältere Personal hat komischerweise immer gut durchgehalten und war sehr selten mal krank.

Doch der tägliche Einsatz, den ich immer noch allein in meiner Filiale geleistet hatte, blieb auch für mich nicht ohne gesundheitliche Folgen.

Ich bekam nach weiteren drei Jahren, die ich allein gearbeitet hatte, gesundheitliche Probleme. Mein Kreislauf wollte nicht mehr. In der Mittagspause musste eine Vertretung her.
Ich konnte noch zu Hause anrufen, damit ich abgeholt wurde.
Ich konnte mich nicht mehr auf den Beinen halten und musste mich auf die Liege legen, bis mein Ersatz kam.
Das war der Anfang einer längeren krankheitsbedingten Zwangspause.

Schade, denn ich bin immer gern arbeiten gegangen.

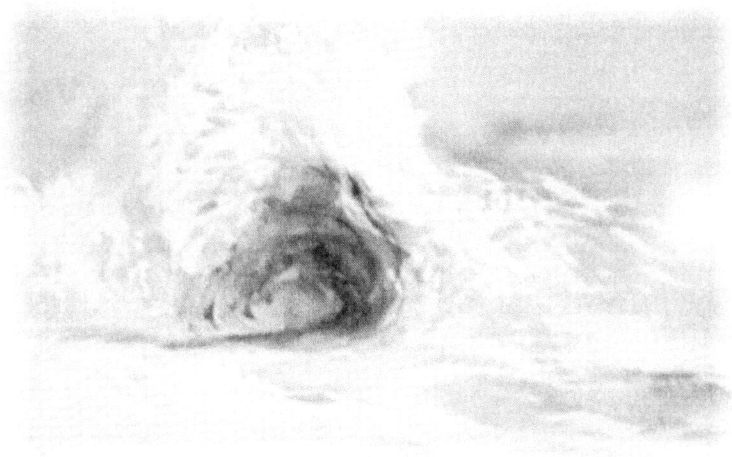

Welle

62 Wir trauen uns

Während der Zeit, als ich zum ersten Mal dort im Sanitätshaus arbeitete, hatte unser Chef die gesamte Belegschaft zu einem Wochenendausflug eingeladen. Von Samstagmittag bis Sonntagabend wurde uns ein wunderbares Programm in einem sehr schönen Hotel angeboten. Es ging in ein Fünf-Sterne-Hotel nach Dedeleben im Huy, eine Hügellandschaft in Sachsen-Anhalt.

Das Wasserschloss Westerburg ist ein beliebter Treffpunkt für Familienfeiern oder Tagungen.
In der wunderschönen Schlosskapelle werden Trauungen und Gottesdienste angeboten. Nachdem wir eine ausführliche Schlossführung hatten, konnten wir es uns im Rittersaal bei einem Ritteressen gutgehen lassen. Wir wurden nach allen Regeln der Kunst verwöhnt. Ein unvergessliches Wochenende ging nach einem Ausnüchterungsspaziergang zu Ende, denn es wurde doch mehr Alkohol getrunken, als manch einer vertragen konnte.

Dieses schöne Wasserschloss wollte ich natürlich auch Gerd zeigen. An einem Sonntag sind wir hingefahren, um einfach mal zu schauen, Kaffee zu trinken und durch die nahegelegenen Wälder zu spazieren.
Wir hatten sogar noch Glück, denn wir konnten uns einer Schlossführung anschließen.
Gerd war genau so fasziniert wie ich, nachdem wir uns alle Räumlichkeiten ansehen durften.

Wir kamen ins Schwärmen und ich sagte: „Wenn ich noch einmal heiraten würde, dann würde ich mir diesen schönen Ort aussuchen.“ Das dachten sicherlich sehr viele Menschen.

Die wunderschönen Holzschnitzereien in der Kapelle waren aufwendig restauriert.
Im Innenhof der Schlossanlage stand ein Taubenhaus, das zu einem idyllischen „Turteltauben-Zimmer“ hergerichtet war.

Es vergingen weitere sieben gemeinsame Jahre, als der Gedanke in uns reifte, tatsächlich vor den Traualtar zu treten.
Gleich fiel uns wieder das schöne Wasserschloss in Sachsen-Anhalt ein.

Gemeinsam gingen wir zum Standesamt in unserer Kleinstadt, um uns kundig zu machen, welche Schritte es zu verfolgen gilt, wenn wir in dem Wasserschloss heiraten wollen.
Nachdem wir uns auf einen Termin geeinigt hatten, wurden unsere Kinder davon in Kenntnis gesetzt. Sie waren einverstanden, wenn sie an unserer Hochzeit teilnehmen durften. Das war für uns selbstverständlich.
Die einzige Voraussetzung dafür war, unsere Familien mussten 70 Kilometer hinter uns herfahren, denn wir hatten den Ort nicht verraten, wo wir den Bund fürs Leben schließen wollten.
Insgesamt waren wir 13 Personen, die uns dort hin begleitet hatten.
Die jüngste Tochter von Gerd hatte zwar wenig Verständnis, so weit wegzufahren, doch das legte sich sofort, nachdem sie das schöne Ambiente des Schlosses zu sehen bekam.
Als wir das Gelände des Schlosses betraten, standen im Innenhof einige Tische bereit und ein Sägebock für das frisch getraute Paar. Mein erster Gedanke war, heute heiratet noch ein Paar hier.
Doch weit gefehlt, die Utensilien waren für uns bestimmt.

Die Standesbeamtin hatte die Trauung sehr feierlich gestaltet. Es war ein sehr erhabener Moment, in der schönen Kapelle des Schlosses ja sagen zu wollen.

Nach der Zeremonie ging es in den Innenhof zu einem Empfang. Alles war organisiert vom Gastronom des Hotels. Wir bekamen Brot und Salz gereicht und wurden mit Glückwünschen bedacht. Nach dem Empfang durften wir uns an die Säge begeben, um den dicken Holzstamm durchzusägen. Nun hatte ich bereits zum dritten Mal geheiratet, aber so schön war es noch bei keiner Hochzeit. Es passte alles zusammen. Sogar das Wetter hatte es gut mit uns gemeint.

Selbst zu einer Nacht im „Turteltauben-Zimmer“ wurden wir eingeladen. Das haben wir aber dankend abgelehnt, denn wir wollten zu Hause mit unseren Gästen weiterfeiern. Doch zuvor luden wir unsere Gäste in das wunderschöne Lokal zum Mittagessen ein.
Jeder konnte sich „a là carte“ sein Menü aussuchen und bekam sein Essen serviert, wie es in Königshäusern üblich war. Unter einer glänzend polierten Haube bekam jeder Gast seine Bestellung persönlich gebracht.
Ich war fasziniert von der Perfektion des Hotels und seiner Mitarbeiter.
In dem schön hergerichteten Park, der direkt an das Wasserschloss grenzte, wurden einige Fotos als Erinnerung an diesen schönen Tag gemacht.
Nach einem ausgiebigen Spaziergang nach dem Essen fuhren wir wieder nach Hause.
Dort hatten wir in unserem Wintergarten den Tisch feierlich gedeckt, um gemeinsam mit unserer Familie weiter zu feiern.
Ein sehr schöner Tag und eine feierliche Trauung im Kreise unserer Lieben wurden uns beschert. Diesen schönen Tag werden wir nie vergessen.
Inzwischen sind wir seit 11 Jahren glücklich verheiratet.

Unsere Hochzeitsreise führte uns wieder in die Toskana, natürlich verbunden mit einer Zwischenübernachtung bei Nina im

Gschnitztal in Tirol. Und wie jedes Mal war Nina hocherfreut über unsere gemeinsame Entwicklung. Wir erlebten zwei schöne Wochen auf einem Weingut mit sehr vielen netten Menschen.

Gemeinsam sind wir durch viele Höhen und Tiefen gegangen, denn Gerd hatte verschiedene Krebserkrankungen. Aber er war immer wieder vollständig genesen.

Jeder, der uns kennt, sagt: „Das habt ihr euch verdient, endlich ein schönes harmonischen Leben führen zu dürfen!"

Wir genießen jeden Tag und machen fast alles gemeinsam. Unternehmungen wie Radtouren oder Wanderungen in der näheren Umgebung gehören zu unserer Lebensplanung. Sehr oft treffen wir mit unseren Freunden zusammen, denn Freundschaften zu pflegen, ist für uns wie das Salz in der Suppe.

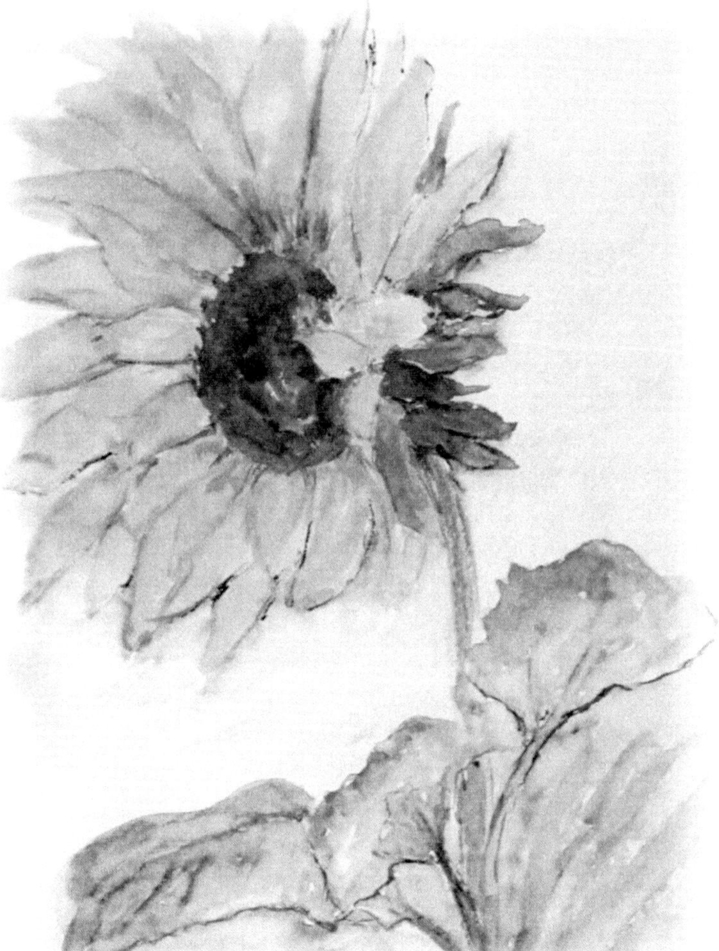

Endlich wieder Sonne sehen

62 Reha mit Folgen

Als ich, bedingt durch die ständigen Schmerzen, erneut eine Reha-Maßnahme durch die Rentenkasse bekam, sollte der Weg mich ein zweites Mal in die Klinik nach Norddeich an die Nordsee führen.
Allerdings sollte ich mich entscheiden, ob die Therapie sich auf die orthopädischen oder die psychosomatischen Behandlungen beschränken sollte. Dass beide Krankheitsbilder miteinander verknüpft waren, wollte die Rentenkasse nicht einsehen. Nun, da meine Schmerzen in erster Linie orthopädischer Herkunft waren, hatte ich mich für die entsprechende Behandlung entschieden. Das stellte sich im Nachhinein als ein riesengroßer Fehler heraus.
Außerdem wollte die Rentenkasse in Verbindung mit der Krankenkasse versuchen, mich so schnell wie möglich zu rehabilitieren, dass ich wieder in die Berufstätigkeit zurückkehren konnte.
Mein Therapieplan war derart mit Terminen vollgestopft, dass ich oft keine Zeit zum Frühstücken oder Mittagessen hatte. Ich sollte von einem Termin zum nächsten hetzen.
Wenn ich tatsächlich einmal einen Termin nicht wahrnehmen konnte, lag an nächsten Tag sofort ein neuer Therapieplan in meinem Fach. Ich war fix und fertig. Meine Schmerzen wurden nicht weniger, ganz im Gegenteil. Mit den Ärzten konnte ich nicht reden, die waren absolut kompromisslos.
Als es nach drei Wochen Reha nach Hause gehen sollte, hatte ich derart große Schmerzen, dass ich es nur mit sechs Schmerztabletten und mithilfe von Gerd mit dem Zug nach Hause geschafft hatte. Ich bat darum, eine Krankmeldung für meinen Arbeitgeber zu bekommen, doch das war angeblich nicht möglich. Ich habe mich so über die Ärztin aufgeregt, dass ich sofort, als ich endlich wieder zu Hause war, einen Beschwerdebrief an die Rentenkasse geschickt hatte.

Aber leider haben auch sie nicht eingesehen, dass diese Art der Rehabilitation für mich nicht die richtige gewesen war.

Der einzige Lichtblick war die Gemeinschaft an unserem Tisch. Wir verstanden uns auf Anhieb gut und gestalteten unsere Abende und Wochenenden gemeinsam. Im Sommer an der See zu sein, war trotz allem eine Erholung. Die meisten aus unserer Gruppe hatten eine psychosomatische Therapie und dadurch ganz andere Erfolgserlebnisse bei den Behandlungen.

Trotzdem bekam ich jede Hilfe und Unterstützung von meinen neuen Freunden.
Das Beste an unserer Gemeinschaft war, dass sie bis heute besteht.
„Tisch 35“ trifft sich bis heute jedes Jahr mindestens einmal. Sogar private Besuche hat es bereits unter uns 8 Freuden gegeben.
Wir sind im ganzen Land vom Norden zum Süden und vom Westen bis zum Osten verteilt. Aber für unsere Freundschaft kein Hindernis.

Mein Hausarzt hat mich weiterhin unterstützt und mich für sehr lange Zeit krankgeschrieben. Ich bekam eineinhalb Jahre Krankengeld und konnte mich nicht mehr nach dieser schrecklichen Zeit erholen.
Danach wurde ich ausgesteuert und musste zum Arbeitsamt, um mich arbeitslos zu melden. Eine Tortur, die ich durch die verkehrte Behandlung in der Klinik über mich ergehen lassen musste.

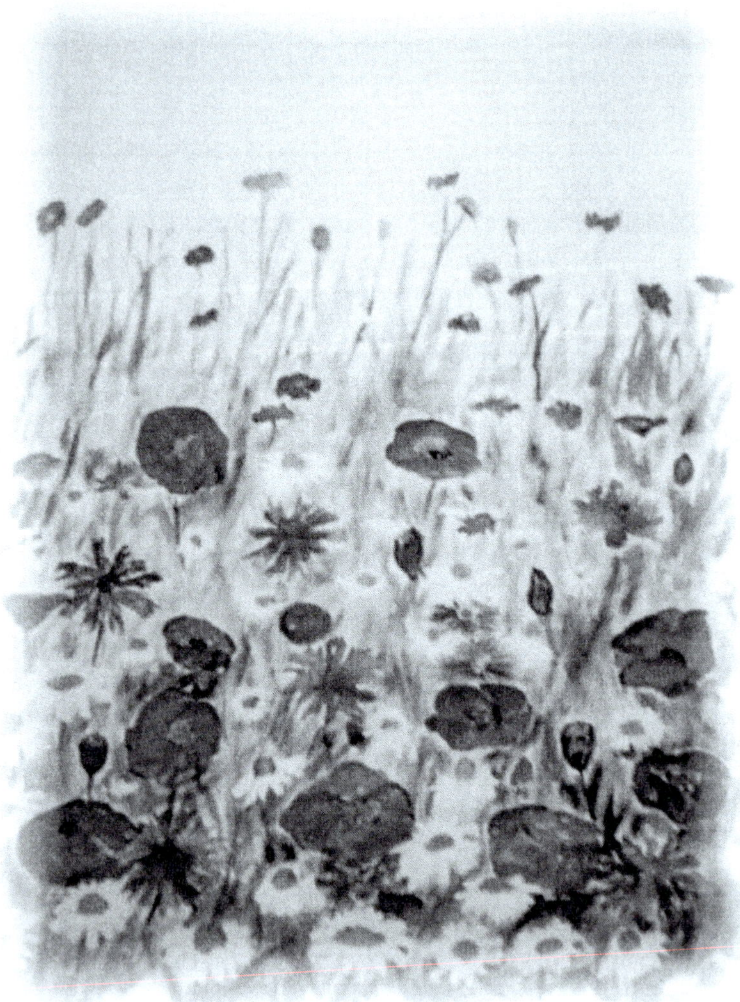

Blumenwiese, bunt wie das Leben

Seit einigen Monaten bin ich Rentnerin. Es ist eine große Lebensqualität, die man durch das Rentnerleben dazubekommt.

Gerd und ich wünschen uns noch viele gemeinsame Jahre bei bester Gesundheit, damit wir weiterhin aktiv an allen schönen Dingen, die uns gefallen, teilhaben können.

Doch wie das Leben auch spielte, einfach geht anders.
So viele Schicksalsschläge möchte ich nie wieder erleben, davon würde ich mich bestimmt nicht wieder erholen.

Deshalb möchte ich meine Geschichte hiermit beenden.

Nachsatz

Das Leben geht weiter … Ja, das stimmt, aber es war ein sehr harter und steiniger Weg, den mir das Leben bescherte. Ich bin diesen Weg nicht allein gegangen. Ich brauchte viele psychotherapeutische Sitzungen, um wieder in ein normales Leben mit all seinen schönen Seiten zurückzufinden und wieder neu zu entdecken.

Die Angst, die ich nach dem Tod von Christian und André um Simone habe, ist kleiner geworden. Dennoch ist die Angst da. Simone hat in der Zwischenzeit eine eigene wunderbare Familie.
Sie hat sich zur Aufgabe gemacht, neben ihrem eigenen Sohn, sich um zwei Pflegekinder zu kümmern, was sicherlich nicht immer einfach ist. Aber die Kinder werden geliebt und leben seit einigen Jahren bei ihr. Sie meistert diese schwere Aufgabe ganz prima.

Meine wunderbare Psychotherapeutin, die ich wöchentlich besuchen durfte, hat mit mir einen Weg gefunden, mein Trauma zu überwinden.
In der Therapie habe ich mittels EMDR (Traumatherapie) gelernt, auch wieder in einen Zug zu steigen. Die schrecklichen Bilder, die ich nach dem Suizid von Christian immer sah, konnte ich in positive Bilder umwandeln, indem ich mir immer wieder die Situation vorstellte, um gleichzeitig eine schöne Winterszenerie, die ich selber erlebt hatte, in meinem Gedächtnis abzuspeichern. Nach langen Übungen ist es mir tatsächlich gelungen.

Das war aber nicht das Einzige, was sie mit mir in den vielen Therapiestunden erarbeitet hatte. Ich lernte, ohne Angst zu leben und dem Leben wieder einen positiven Sinn zu geben.

Mithilfe einer guten Freundin (Tisch 35) fahre ich auch mit einem ICE längere Strecken, was ich bis zu diesem Zeitpunkt nur unter größtem Stress geschafft hatte. Sie hat mich einfach vorangeschoben und in den Bistro-Waggon des Zuges gesetzt. Wir hatten gute Gespräche auf der Reise, wodurch ich abgelenkt wurde. Ich konnte während der ganzen Fahrt nach Berlin die Gleise nicht sehen. Außerdem war es mir persönlich sehr wichtig, diese Reise mit dem Zug zu unternehmen. Ich wollte wissen, ob mir die Therapie auch geholfen hat.

Bei der letzten psychotherapeutischen Reha-Maßnahme sagte der Leitende Oberarzt beim Erstgespräch zu mir:
„Sie brauchen hier gar nichts zu machen, was Sie nicht freiwillig wollen. Sie sind hier, um sich zu erholen, nichts weiter!"
Diese Aussage gab mir so viel Vertrauen in die Therapie, dass ich das erste Mal nach vielen Jahren wieder über den Tod meiner Söhne reden konnte. So viele Tränen wie dort konnte ich lange nicht weinen. Die Gruppe unterstützte mich mit sehr viel Einfühlungsvermögen. Das war gut so, denn es war der Anfang, alles genau aufzuschreiben und sich in dieses Buchprojekt zu begeben.

Nun ist es 25 Jahre her, dass Christian gestorben ist und André ist seit fast 19 Jahren tot. Der Tod meiner Söhne beherrscht mein Leben nicht mehr. Das hat er viele lange Jahre getan.

Wir alle haben gelernt, mit dieser Geschichte zu leben.

Marie Burgdorf

Danke sagen ...

Ja, bedanken möchte ich mich bei meiner Familie und meinen Freunden, die mich immer motiviert haben, weiter zu schreiben.

Bei meinem Ehemann, der geduldig war, wenn ich wieder tagelang am PC saß und keine Worte fand, wie ich weiterschreiben könnte.

Ganz besonders möchte ich Simone danken, dass sie es mir erlaubt hat, auch ihre Geschichte aufzuschreiben.

Bei meinen Freunden aus der Reha-„Norddeich"-Gruppe, die immer wieder Verständnis für meine Sorgen hatten. Wir treffen uns seit 2015 jedes Jahr wieder nach der gemeinsamen Reha in Norddeich. Und immer mit dem Zug, denn Ulrike hat mir die Angst davor genommen.

Bei meinen lieben Freunden Angelika und Jürgen, die ich immer und jederzeit um Rat fragen kann, denn sie haben mein Schicksal mit mir von Anfang an getragen. Sie kennen meine Stärken und Schwächen ganz genau.

Ich bedanke mich auch ganz herzlich bei meinem lieben Freund Oliver. Er war der Experte, wenn ich mal wieder an meinem Computer nicht weiterkam. Wann immer es ihm möglich war, hat er seine Hilfe angeboten.

Und natürlich auch einen ganz besonderen Dank an meine Lektorin Bettina, die meine Geschichte schon vor vielen Jahren schreiben wollte. Damals war ich noch nicht in der Lage, so ausführlich mein Leben preiszugeben. Durch einen Zufall trafen wir uns nach vielen Jahren wieder.

Sie begleitete mich immer bei meiner Arbeit im Atelier. Wenn Ausstellungen anstanden, berichtete sie in der Tageszeitung über mein Vorhaben.
Ich erzählte ihr von meinem Projekt, ein Buch zu schreiben. Sie war sofort bereit, die Lektoren-Arbeit zu übernehmen.

Marie Burgdorf

Die Autorin Marie Burgdorf

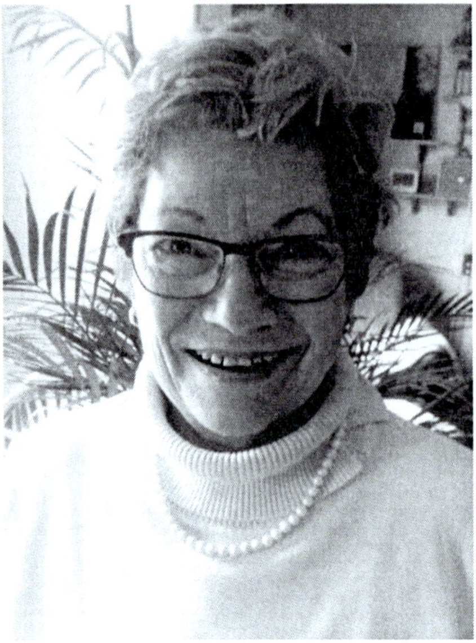

Ich bin Jahrgang 1954, verheiratet und habe 3 Kinder. Leider sind meine Söhne verstorben.

Ich lebe in der Nähe von Braunschweig.

Um nicht mit dem Schicksal zu hadern, widme ich mich der Malerei und neuerdings dem Schreiben. Jahrelang hatte ich ein eigenes Atelier und habe Malunterricht gegeben.
Die Geschichte meiner Familie beginnt in der Mitte der 1950er-Jahre.

In einfachsten Verhältnissen bin ich mit meinen Geschwistern aufgewachsen. Eine Kindheit, die uns nichts vermissen ließ, außer der Liebe der Eltern.

Frühzeitig wurde ich selbstständig und bekam eine eigene Familie mit 2 Kindern. Trotz aller Bemühungen hielt meine Ehe nur 10 Jahre.

Mit meinem 2. Ehemann bekam ich unseren Sohn André.
Wir hatten ein schönes Leben auf dem ehemaligen Bauernhof meines Mannes.
Doch dieses spießige Leben in dem kleinen Dorf war für meinen Christian (so seine Worte) zu langweilig. Er wollte hoch hinaus und viel Geld mit wenig Arbeit verdienen.
Das machte er mit seinen heißgeliebten Flohmärkten in vielen Städten. Deutschland reichte nicht mehr, deshalb fuhr er für diese Zwecke bis nach Polen. Doch die „Macht des Geldes“ wurde ihm zum Verhängnis. Christian hat sein Geld mit kriminellen Machenschaften verdient.

5 Jahre nach Christians Tod starb auch unser jüngster Sohn an den Folgen eines schweren Autounfalls.

Dieses harte Schicksal, das wir in unserer Familie zu tragen hatten, überstand unsere Ehe leider nicht. Sie endete nach 20 Jahren.

Mit Unterstützung von Simone und meinen Freunden zog ich in eine kleine Wohnung. Die Malerei und die therapeutische Hilfe haben mich wieder positiv denken lassen.
Ich konnte reisen, wie ich es mir immer gewünscht hatte.
Und tatsächlich … kam auch noch einmal das Glück zu mir zurück